건강검진 사용설명서

평 생 을 건 강 하 게 !

건강검진 사용설명서

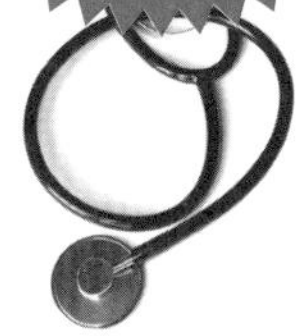

(재)KMI한국의학연구소, 안지현 지음

싸이프레스

PROLOGUE

『건강검진 사용 설명서』에 들어가며

생명의 소중함은 잘 알고 있으면서도 정작 건강을 챙기는 일에는 소홀한 분들이 의외로 많습니다. 의료업 종사자로서 종종 이러한 가슴 아픈 현실에 맞닥뜨리게 됩니다. 질병으로부터 돌연 기습을 당하고 후회하는 것보다는 정기적인 건강검진으로 질병을 조기에 발견하고 예방하는 것이 최고의 치료임은 수없이 강조해도 지나치지 않습니다. 하지만 건강을 지키려면 아직은 더 많은 국민들이 어려운 의학용어 및 기초 의학상식을 알아둘 필요가 있기에 뜻 깊은 재단법인 창립 30주년을 맞이하면서 「건강검진 사용 설명서」를 선보이게 되었습니다.

재단법인 KMI한국의학연구소는 '국민 건강 지킴이'라는 사명감을 갖고 전국 7개 지역에 종합건강검진센터를 설립 및 운영하면서 우리나라 건강검진의 대중화를 선도하였습니다. 현재 144명의 의사를 중심으로 1,300명의 임직원이 고품격 건강검진 서비스를 제공하고 있습니다. 매년 80여만 명의 고객이 KMI한국의학연구소를 방문하며 1,500~2,000명의 암환자를 조기 발견합니다.

이 책은 우리의 소중한 고객 한분 한분에게 감사하는 마음을 담아, 중앙대학교병원 내과 교수를 거쳐 현재 KMI한국의학연구소에서 내과 과장으로 근무하고 있는 의학박사이며 언론학석사인 안지현 전문의의 열정과 노력으로 완성되었습니다. 기존의 학술적·권위적 전문 용어를 탈피하고 대중화된 언어와 친절한 설명으로 지어진 이 책은 KMI한국의학연구소에서 과거에 편찬하고 보급했던 「건강검진의 모든 것」보다 더욱 간결하고 편안하게 독자들의 가슴에 와 닿게 될 것입니다. 또한 건강에 관심을 갖는 모든 분들에게 건강검진 관련 분야의 가장 믿음직한 안내서로 자리매김하게 될 것입니다.

질병은 하루라도 빨리 발견하고, 건강은 한 살이라도 젊을 때 지키는 것이 장수의 비결입니다. 저자 안지현 박사와 책 발간에 고생하신 이춘희 팀장께 감사의 마음을 전하며 독자 여러분 모두 건강하시기를 기원합니다.

KMI한국의학연구소 재단 이사장 김순이

품격과 가치의 차원이 다른 건강검진 KMI

CONTENTS

PART 02 암 검진 사용 설명서

PART 03 혈관 검진 사용 설명서

PART 04 기타 검사와 흔한 질병 설명서

PART

01

건강검진, 이렇게 받으세요

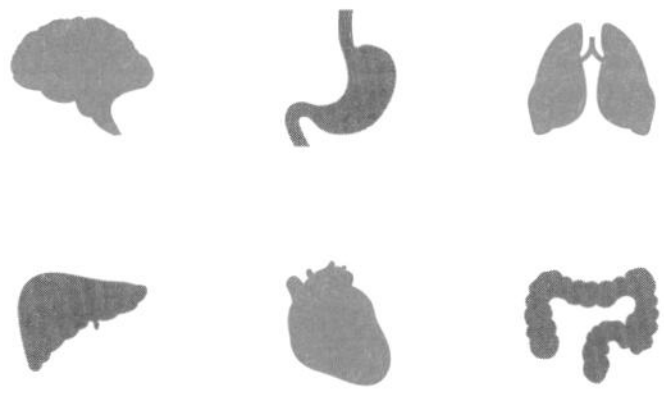

001

건강검진, 왜 받아야 할까요?

운전을 하는 도중에 길 한 가운데서 배터리가 방전되거나 타이어가 펑크 난 경험이 있나요? 자동차의 이상으로 당황스러운 것은 물론이거니와 쌩쌩 달려오는 차들 때문에 더욱 아찔했을 겁니다. 정비소에서 자동차 정밀검사 후 수리를 하면 다시 운전을 할 수 있겠지만, 도로 위에서 위험천만했던 생각이 떠올라 가슴을 쓸어내리게 됩니다.

우리 몸은 인생이라는 도로를 달리는 자동차와 같습니다. 이 도로는 점점 길어져 이제 80년 이상 달려야 합니다. 정말 자동차처럼 백내장 환자가 수정체를, 골관절염 환자가 관절을 교체하는 수술도 받고, 휴게소나 갓길에서 잠시 여정을 멈추듯 입원이나 요양을 하기도 합니다. 평균수명 100세 시대를 향해 가는 이때에 인생이란 도로를 건강하게 완주하려면 자동차를 정기점검하듯 우리 몸도 점검하는 것이 중요합니다.

다행히 우리나라에는 건강검진의 기회가 다양하게 열려 있습니다. 매년 수많은 재외교포들이 좀 더 편리하고 믿을 수 있는 건강검진을 받기 위해 귀국길에 오릅니다. 그만큼 우리나라는 의료 선진국이자 건강검진 선진국입니다.

그럼 건강검진을 받으면 어떤 점이 좋을까요? 이것은 통계자료를 통해서도 알 수 있습니다. 국민건강보험공단의 국가건강검진을 잘 받은 사람은 그렇지 않은 사람에 비해 심근경색증, 뇌졸중 등 심뇌혈관질환 발생률과 사망률이 낮으며, 의료비도 적게 쓰는 것으로 나타났습니다. 이는 40세 이상 건강보험 가입자 44만 명을 대상으로 2003~2004년에 국가건강검진을 받은 16만 명과 받지 않는 28만 명을 각각 2010년 12월까지 지속적으로 지켜본 결과입니다.

무엇보다 갑자기 심한 가슴통증을 느끼고 쓰러지는 심근경색증이나 흔히 중풍이라 불리는 뇌졸중에 걸리면 치료 후 회복이 되더라도 후유증이 남을 수 있습니다. 또한 입원비, 치료비 등을 고려하면 장기적인 경제적 손실 또한 매우 큽니다. 따라서 건강검진을 통해 이들 질환을 일으키는 고혈압, 당뇨병, 이상지질혈증 등을 미리 찾아내 잘 관리하는 것이 최선입니다.

특별히 차에 결함이 없는 것 같아도 정기검사를 받으면 대형 사고를 예방할 수 있고, 행여 이상이 발견되어도 자동차 수리비가 적게 드는 것처럼 건강검진도 마찬가지입니다. 귀찮더라도 이제 건강검진은 100세 시대를 살아가는 우리 모두에게 꼭 필요한 건강습관이라는 점을 잊지 않기 바랍니다.

002

건강검진 잘 받는 요령

건강검진을 처음 받는 분도, 이미 여러 차례 경험한 분도 있죠. 하지만 빨라야 1~2년 간격으로 검진을 받기 때문에 전에 검진을 받았더라도 어떻게 지나갔는지 기억이 잘 안 날 수 있습니다. 건강검진을 잘 받는 방법을 살펴보겠습니다.

1. 시간은 여유 있게, 귀중품은 두고 오세요

병의원에서 진료를 받을 때도 그렇지만 건강검진도 예기치 않게 대기 시간이 더 길어질 수 있습니다. 앞사람에게 검사 중 이상 소견이 발견되어 더 자세히 확인하느라 길어질 수도 있고 자신에게 그런 상황이 생길 수도 있습니다. 오전에 건강검진을 받고 바로 다른 일을 소화할 계획으로 빠듯하게 일정을 잡으면 마음만 초조해집니다. 검진을 받을 때에는 미리 일정을 여유 있게 잡도록 합니다.

건강검진에서 간편한 검사복으로 갈아입고 이동하면서 촬영하는 일이 잦기 때문에 장신구 등 소지품을 깜빡 두고 오는 분실사고가 종종 발생합니다. 건강검진을 받을 때에는 귀중품 등은 집에 두고 오기 바랍니다.

2. 건강검진이 붐비는 시기를 피하면 쾌적합니다

매년 연말에는 건강검진을 받으려는 사람들로 북새통입니다. 그만큼 대기시간도 길어지고 복잡하죠. 건강검진 인원이 많은 시기를 피하면 더 쾌적하게 검사를 받을 수 있습니다.

그러면 어느 때가 붐빌까요? 추석 이후부터 연말까지는 검진기관이 가장 바쁜 때입니다. 따라서 건강검진은 가급적 연초, 늦어도 여름휴가 전에 받는 것이 편리합니다. 한 달을 놓고 보면 월말보다는 월초가 덜 붐빕니다. 한 주 중에는 직장인들이 선호하는 금요일과 토요일을 피하면 더 좋습니다.

3. 공복은 확실히 하고 평소의 질병, 약 이름 등을 기억해 오세요

혈당, 콜레스테롤 등 혈액검사와 내시경, 복부초음파 등은 공복에 검사가 진행됩니다. 대부분의 검진이 빈 속에 진행되므로 공복을 꼭 지키기 바랍니다. 평소 갖고 있는 질병과 이로 인해 복용하고 있는 약물, 알레르기나 특이 체질 등이 있는지 기억하고 잊을 것 같으면 적어서 의료진에게 알려주기 바랍니다.

4. 정기 검진의 기회를 놓치지 마세요

건강검진의 종류는 매우 다양합니다. 식당에서도 메뉴의 종류가 많으면 무엇을 먹을까 고민이 되죠. 건강검진도 항목이 다양하니 어떤 검사를 할지 망설이게 됩니다. 우선 국민건강보험공단에서 시행하는 일반건강검진이 있습니다. 건강보험 가입자가 내는 소중한 보험료로 운영되는 제도이므로 국민건강보험공단에서 전액 부담하기 때문에 개인이 따로 부담할 비용이 없습니다. 이 검진은 지역세대주, 직장가입자, 만 20세 이상 세대원과 피부양자, 만 19~64세 의료급여 수급권자는 2년마다, 그리고 비사무직은 1년마다 받게 됩니다.

특히 중년으로 접어드는 40대는 고혈압, 당뇨병 등 주요 만성 질환이 증가하고 위험요인을 관리해야 하는 때입니다. 60대 중반은 낙상, 인지기능장애, 치매 등 노인질환과 뇌졸중, 심근경색증과 같은 치명적인 심뇌혈관질환이 증가하고 전반적으로 신체기능이 저하되는 시기라는 의미가 있습니다. 따라서, 연령대에 따라 앞서 소개한 일반건강검진 항목에 노인신체기능검사, 골밀도 검사, 최근의 기분 상태, 인지기능장애, 질병예방과 일상생활 수행능력 평가 등이 추가됩니다.

여기에 성별과 나이에 따라 국가 6대 암 검진으로 위암, 대장암, 간암, 폐암, 유방암, 자궁경부암에 대한 검사도 받을 수 있습니다. 또한 건강보험 가입자나 의료급여수급자 중 암 환자에게 의료비 지원이 되는 경우도 있으므로 국민건강보험공단이나 검진기관에 문의하기 바랍니다. 회사에 근무하고 있다면 사업장(근로자) 건강진단도 있습니다. 일반건강검진과는 달리 건강진단을 받지 않으면 과태료를 물어야 합니다. 자신이 이들 건강검진 중 어디에 해당하는지 확인하여 기한 내에 꼭 검진을 받도록 합시다.

국가건강검진 일반건강검진 항목

공통	성별, 연령별
1. 진찰, 상담, 신장, 체중, 허리둘레, 체질량지수, 시력, 청력, 혈압 측정 2. AST(SGOT), ALT(SGPT), 감마GTP 3. 공복 혈당 4. 요단백, 혈청 크레아티닌, 혈색소, 신사구체여과율(e-GFR) 5. 흉부 방사선 촬영 6. 구강검진	1. 이상지질혈증(총 콜레스테롤, HDL 콜레스테롤, LDL 콜레스테롤, 트리글리세라이드): 남성은 만 24세 이상부터, 여성은 만 40세 이상부터 4년마다 2. B형 간염 검사: 만 40세(단, 보유자 및 면역자는 제외) 3. 치면 세균막 검사: 만 40세 4. 골다공증(골밀도 검사): 만 54, 66세 여성 5. 정신건강검사(우울증): 만 20, 30, 40, 50, 60, 70세 6. 생활습관평가: 만 40, 50, 60, 70세 7. 노인신체기능검사: 만 66, 70, 80세 8. 인지기능장애검사: 만 66세부터 2년마다

5. 2차 검진을 소홀히 하지 마세요

2차 검진이란 1차 검진을 받은 후 확진을 위해 시행하는 추가 검사 또는 1차 검진에 대한 생활습관 상담이나 약물처방을 말합니다. 국민건강보험공단에서 시행하는 건강검진에서 2차 검진이 필요한 대상자에는 고혈압이나 당뇨병 의심자와 인지기능장애 고위험군 등이 있습니다.

그런데 건강검진을 받은 후 2차 검진이 필요하다는 통보를 받았는데도 무심코 넘어가는 경우가 많습니다. 자동차 정기점검을 마쳤는데 엔진에 이상이 있는 것 같다, 타이어에 결함이 있는 것 같다는 얘기를 듣고도 고속도로를 겁 없이 달릴 생각입니까? 마찬가지로 1차 검진에서 '이상지질혈증 의심, 상담·추적검사 요망', '고혈압 2차 검진 요망'과 같이 2차 검진 통보를 받으면 꼭 다시 방문해 확인해야 합니다. 건강보험 가입자 가운데 2017년 국민건강보험공단 1차 검진을 받은 사람은 전체의 78.5%였습니다. 2차 검진이 필요하다는 통보를 받고 실제로 2차 검진을 받은 사람은 35.7%에 그쳤습니다. 사실상 2차 검진을 통해 질병이 생겼는지, 아니면 그 전단계인지를 알 수 있고 치료를 시작할지 여부를 결정하기 때문에 등한시하면 안 됩니다.

국가 암 검진도 대장암의 경우 1차 검진인 분변잠혈검사에서 피가 비칠 경우 2차 검진으로 대장내시경 검사를 권하는데 절반도 안 되는 40.6%만 대장내시경 검사를 받은 것으로 나타났습니다. 이처럼 2차 검진을 받지 않으면 암이 있어도 진단을 못 해 치료시기를 놓칠 수 있습니다.

6. 자신에게 맞는 검진항목을 공략하세요

앞서 소개한 일반건강검진, 국가 암 검진, 사업장 건강검진을 잘 활용하면 충분히 좋은 정보를 얻을 수 있습니다. 또한 직장에 근무할 경우 업무와 관련해 배치 전 건강진단, 특수건강진단, 수시건강진단, 임시건강진단 등을 추가로 시행하기도 합니다.

그렇지만 개인의 건강 상태도 제각각이고 질병의 종류도 매우 다양하기 때문에 좀 더 다양한 항목의 검사를 원하는 분들이 있습니다. 이때 추가로 할 수 있는 것이 종합검진인데 개인이 비용을 부담해 할 수도 있고 여러 기업이나 조직, 단체에서 구성원의 후생복리를 위해 제공하는 종합검진 서비스를 이용할 수도 있습니다. 검진기관에 따라 검사항목도 다양하고 때로는 개별검사를 선택할 때보다 비용이 저렴하므로 효과적입니다.

그러면 종합검진에서 어떤 검사항목을 선택하는 것이 좋을까요? 무조건 가장 비싼 것을 고르면 좋은 걸까요? 비용이나 시간 등을 고려할 때 자신의 나이, 평소의 생활습관이나 증상, 갖고 있는 질환, 집안의 질병 내력 등에 맞춰 검사항목을 선택하는 것이 바람직합니다. 예를 들어 평소에 담배를 피운다면 폐기능검사와 저선량 흉부 CT가 좋겠습니다.

무엇을 고를지 망설여질 때에는 검진기관에 직접 문의하는 것도 좋습니다. 경험이 풍부한 검진기관에는 연령과 성별 등에 맞춰 여러 검사항목을 묶은 다양한 종합검진 서비스가 준비되어 있습니다.

003

건강검진 전 주의사항

건강검진을 예약하면 병원으로부터 듣는 주의사항 중 반드시 포함되는 것이 검진 당일에 빈 속, 즉 공복으로 오라는 내용입니다. 건강검진에서 실시하는 혈액검사에는 혈당을 포함해 식사에 의해 영향을 받는 수치들이 많습니다. 따라서 최소한 8시간 이상 공복 상태를 유지하고 가야 합니다. 더욱이 내시경 검사를 받는다면 위와 장이 비어있어야 하므로 금식을 꼭 준수해야 합니다. 그래서 흔히 저녁 식사 이후에는 아무 것도 먹지 말라고 하는 것입니다. 저녁 7시에 저녁 식사를 하고 다음 날 아침에 가면 충분한 공복 상태가 됩니다.

특히 대장내시경 검사를 받을 예정이라면 장 안을 깨끗이 비워야 합니다. 즉, 정결한 상태가 되어야 장 안을 구석구석 꼼꼼히 볼 수 있습니다. 다음 날 오전 일찍 대장내시경이 예정되어 있다면 죽 종류로 늦은 점심식사를 하고 저녁식사부터 금식을 하는 것이 좋습니다. 그리고 금식과 함께 검진 전날에 장을 비우는 데 도움이 되는 장 정결제를 미리 복용합니다. 이 약을 먹으면 화장실을 자주 가 장 속을 깨끗하게

[대장내시경]

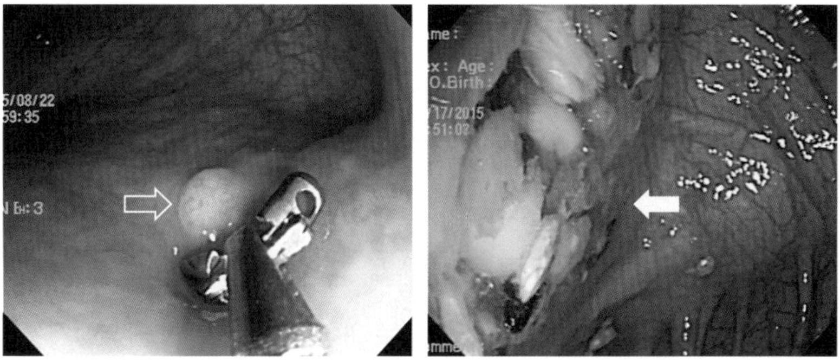

대장내시경 검사 전에 장 정결제로 장을 깨끗이 비우면 작은 혹도 잘 보이고 기구로 조직검사도 할 수 있습니다(빈 화살표). 하지만 장이 충분히 비워지지 않으면 볼 수 없는 부위가 있으므로(흰 화살표) 다음에 다시 장을 비우고 검사를 하는 것이 바람직합니다.

비우게 되는데, 간혹 그렇게 했는데도 장이 깨끗이 비워지지 않는 경우도 있습니다. 이때는 우선 보이는 부위 위주로 검사를 하고 다음 기회에 다시 장 정결제로 장을 완전히 비운 뒤 검사를 하는 것이 좋습니다.

장 정결제를 복용한 후에 수분이 너무 많이 빠져나가 탈수 증상이 발생하는 경우가 종종 있는데요. 특히 연세가 많은 노인은 탈수 방지를 위해 입이 마르거나 갈증이 생기면 물을 충분히 마시는 것이 좋습니다. 평소 소화가 잘 안 되는 사람, 당뇨병을 오래 앓은 사람도 위나 장의 운동이 원활하지 않아 음식물이 오래 머무를 수 있으므로 잠자리에 들기 전까지 물을 충분히 마시는 것도 요령입니다.

평소 지병으로 약을 복용 중이라면 미리 의료진과 상의하기 바랍니다. 특히 당뇨병, 고혈압 환자나 심장질환으로 약을 복용하는 사람은 더욱 유의해야 합니다. 건강검진은 공복 상태에서 실시하기 때문에 당뇨병이 있는 사람은 가급적 모든 검사가 끝난 후 의료진의 지시에 따라 약을 복용하는 것이 좋고, 혈압이 높은 사람은 아침에 물 한 모금과 함께 약을 복용한 후 검사를 받을 수 있습니다.

내시경 검사를 하는 도중에 혹이나 염증이 발견되면 조직검사를 할 수 있습니다. 따라서 항혈전제나 와파린 등 항응고제와 같이 피를 묽게 만드는 약을 복용하고 있다면 미리 의료진과 상의하여 며칠간 이 약을 끊고 가는 것이 좋습니다. 그런데 최근 1년 이내에 심장혈관질환으로 스텐트 시술을 받았다면 이러한 약을 중단할 경우 다시 심장혈관질환이 악화될 우려가 있습니다. 따라서 응급이 아니라면 가급적 내시경 검사를 연기하는 것이 좋습니다.

컴퓨터단층촬영(CT)을 시행한다면 조영제라는 주사를 사용하는 경우가 많습니다. 이 정맥주사는 병이 있는 부위와 병이 없는 부위를 구분하는 데 도움을 주는데, 특히 당뇨병 약 가운데 조영제를 사용하기 전 이틀 이상 중단해야 안전한 약이 있으므로 의료진과 미리 상의하세요.

요즘 수면내시경 검사를 받는 사람이 많은데, 내시경 검사를 마친 후에도 잠에 취한 상태가 지속될 수 있습니다. 따라서 수면내시경 검사를 받을 사람은 절대 직접 운전하지 말고 보호자가 운전하거나 아예 대중교통을 이용하기 바랍니다. 수면내시경 검사 직후 운전을 하는 것은 음주운전이나 졸음운전만큼 매우 위험합니다.

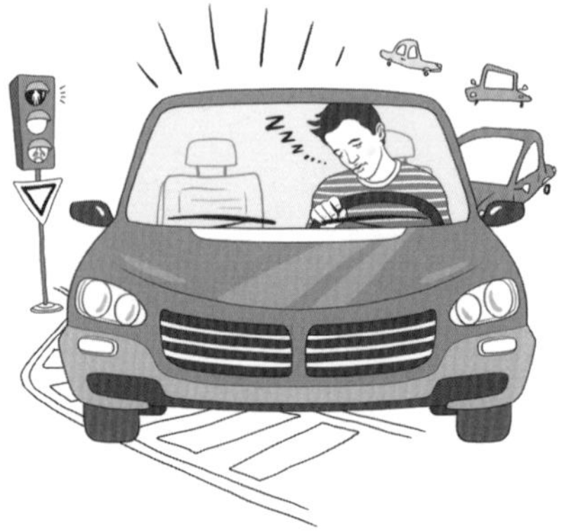

004

건강검진 중 주의사항

건강검진을 받을 때마다 가슴이 두근거리거나 마음을 졸이는 사람들이 있습니다. 편한 마음으로 병원에 여유 있게 도착하면 심적 안정에 도움이 됩니다. 또 어떤 사람들은 검사 결과가 나쁘면 어떡하지 하는 불안감에 평소보다 혈압이 더 높게 측정되기도 합니다. 건강검진을 받을 때에는 평소 앓고 있는 질병, 치료하고 있는 내용, 특정 음식이나 약물에 대한 알레르기, 이전 검사에서 이상이 있었던 결과, 질병에 관한 집안 내력 등 건강검진에 참고할만한 사항들을 의료진에게 미리 알려주면 도움이 됩니다.

과거에 채혈을 할 때 많이 긴장했거나 어지러웠던 경우, 내시경 검사 중 힘들었던 경우, 조영제 정맥주사를 맞고 가슴이 답답했거나 두드러기가 생겼던 경우 등을 사전에 알려주기 바랍니다. 그래야 의료진이 더 편하게 건강검진을 받을 수 있도록 도움을 줄 수 있습니다. 혈액검사를 위해 피를 뽑은 뒤에는 채혈한 부위를 문지르지 말고 꼭 눌러야 합니다. 문지르면 멍이 들 수도 있거든요.

흔히 위내시경이라고 하는 상부위장관내시경은 입 안으로 관을 넣기 때문에 구역질이나 트림이 날 수 있습니다. 그래서 많은 사람들이 가장 걱정하는 검사로 꼽습니다. 하지만 요령이 있습니다. 먼저 최대한 긴장을 풀고 몸에 힘을 뺍니다. 검사 중에 천천히 심호흡을 하면 트림을 참기가 한결 수월해집니다. 위 내부를 자세히 보려면 내시경으로 공기를 넣어 일부러 부풀리는데, 트림을 자주 하면 공기가 자꾸 빠져나와 다시 공기를 넣는데 시간이 많이 걸립니다. 그만큼 검사 시간이 오래 걸려 더 힘들 수 있습니다. 침을 삼키지 말고 옆으로 흘리는 것도 요령입니다. 침을 자꾸 삼키면 구역질과 트림이 더 자주 납니다.

검사 당일에는 담배는 피우지 않는 것이 좋습니다. 흡연은 혈압을 높일 수 있기 때문입니다. 그리고 복부초음파 검사에도 방해가 됩니다. 흡연을 하거나 껌을 씹으면 쓸개(담낭)가 수축하여 잘 안 보일 수 있습니다. 초음파 검사는 힘든 검사가 아닙니다. 다만 부위에 따라 확인해야 할 것이 많아 시간이 다소 오래 걸릴 수 있으므로 대기시간이 길어질 수 있습니다. 그만큼 꼼꼼히 확인하는 것이라고 이해해 주세요. 초음파 검사 중에는 부위에 따라 복부나 심장의 경우 숨을 잠시 참아달라고 요청할 때가 있으니 협

[전립선초음파]

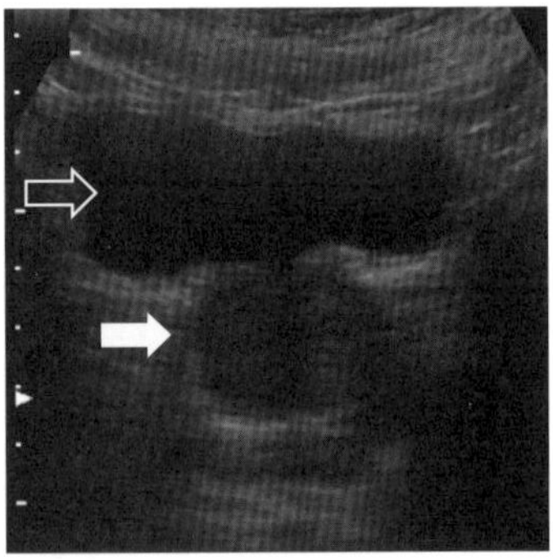

소변처럼 물이 차 있는 장기는 초음파에서 검게 보입니다. 검게 보이는 방광(빈 화살표) 아래로 전립선(흰 화살표)이 보이네요. 이처럼 건강검진 초음파로 아랫배를 통해 전립선을 잘 보려면 소변을 채워야 합니다. 반면에 비뇨기과에서 시행하는 초음파는 대부분 항문을 통해 들어가 전립선을 관찰합니다.

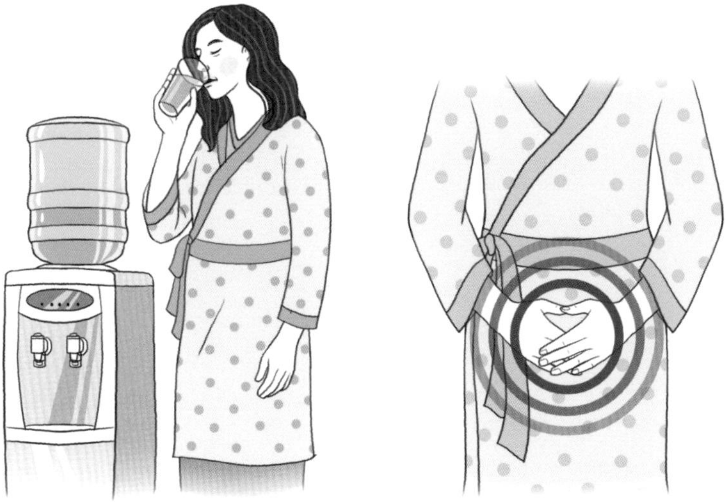

조를 바랍니다.

여성에서 자궁과 난소를 보기 위한 골반초음파나 남성에서 전립선을 보기 위한 전립선초음파의 경우에는 물을 충분히 마신 뒤 검사를 해야 제대로 확인이 가능합니다. 그래서 보통 검진이 끝날 무렵에 실시하게 됩니다. 초음파는 공기가 있으면 방해를 받는데 물을 충분히 마셔서 방광을 물로 채우면 뒤쪽 또는 아래에 있는 자궁, 난소, 전립선 등이 잘 보입니다. 안내에 따라 검사 전 물을 충분히 마시고 소변이 마렵기 직전에 검사를 받기 바랍니다.

005

건강검진 후 주의사항

학교에서 시험을 보는 것도 중요하지만 시험 답안을 맞추고 다음에는 틀린 문제를 다시 틀리지 않는 것이 더욱 중요하죠. 건강검진도 마찬가지입니다. 건강검진을 받는 것도 중요하지만 검진 후 결과를 확인하는 것이 더욱 중요합니다.

요즘에는 건강검진 결과지에 자세한 내용이 적혀 있어 조금만 관심을 기울이면 앞으로 어떻게 해야 할지 알 수 있습니다. 먼저 검사 수치가 정상 범위 내에 있는지 벗어났는지, 벗어났다면 추가로 정밀검사가 필요한지, 정기검사가 필요한지, 치료가 필요한지 등을 확인해야 합니다.

내시경 검사나 초음파 검사의 경우 결과에 따라 의료진이 다음 번 검사 주기를 3개월 뒤, 6개월 뒤, 1년 뒤, 2년 뒤, 3년 뒤 등으로 추천해 주기도 합니다. 증상이 없다면 대체로 이 주기대로 해당 항목에 대해 검진을 받으면 되지만, 도중에 증상이 생기면 검진 시기를 좀 더 앞당기는 것이 안전합니다.

그런데 건강검진 결과지에 많은 내용이 적혀 있어도 일반인이 이해하는 데 여전히 어려운 것이 현실입니다. 어려운 의학용어나 이해하기 힘든 내용은 이 책을 참고하면 많은 도움이 될 것입니다. 그래도 궁금증이 해소되지 않거나 걱정되는 부분이 있으면 의료진과 상의하기 바랍니다.

006

양성과 음성, 양성과 악성의 구분 방법

건강검진 결과지를 보면 검사항목에 따라 '양성(陽性)' 또는 '음성(陰性)'이라는 표현을 볼 수 있습니다. 여기서 양성이란 'ㅇㅇ이 있다' 또는 '반응이 나왔다'라는 뜻입니다. 반면에 음성이란 'ㅇㅇ이 없다' 또는 '반응이 나오지 않았다'라는 뜻이죠. 예를 들어, '단백뇨 양성'이라는 결과가 나왔다면 '소변에서 단백질이 나왔다(있다)'는 뜻이고, '단백뇨 음성'은 '소변에서 단백질이 나오지 않았다(없다)'는 뜻입니다. 한 가지 더 살펴볼까요. 'B형 간염 항체 양성'이라는 결과가 나왔다면 '항체가 있다'는 뜻이고, 'B형 간염 항체 음성'이라면 '항체가 없다'는 뜻입니다.

헷갈리는 표현으로 '양성(良性)'과 '악성(惡性)'이 있습니다. 자세히 보면 또 '양성'이라는 단어가 나오는데 위에 나온 '양성'과 한자가 다릅니다. 양성 또는 악성이라고 말할 때의 양성이란 '종양의 성격'을 뜻하는 것으로, '양성종양'은 성질이 얌전해 우리 몸에 별로 해를 끼치지 않는 종양을 말하고 '악성종양'은 흔히 말하는 '암'을 의미합니다. 쉽게 말해서 '악성은 암이다', '양성은 암이 아니다'라고 이해하면 쉽습니다.

007

위양성과 위음성에 대한 이해

건강검진에는 수많은 검사항목들이 있습니다. 한 가지 장기에, 한 가지 질환에 하나의 검사 방법만 있으면 편리하겠지만 실제로는 검사마다 오차와 한계가 있기 마련입니다. 가령 암의 경우 가장 확실한 진단법은 의심되는 장기를 들어내 현미경으로 암세포가 있는지 살펴보는 것이겠지만, 이 자체는 진단법이라기보다 치료의 거의 마지막 단계인 수술에 속합니다. 가급적 덜 힘들게, 덜 아프게, 그렇지만 더 정확하게 진단하는 방법이 기술이죠. 최근 100여 년 동안 전 세계적으로 의학기술이 눈부시게 발전했지만 여전히 해결되지 않은 부분이 있습니다.

검사 결과에서 양성과 음성 가운데 양성이라고 나와서 추가 정밀검사를 했는데 이상이 없는 경우도 있고, 반대로 음성이라고 나왔는데 나중에 숨어 있던 병이 발견되는 경우도 있습니다. 이처럼 실제로는 병이 없는데 검사 결과에서는 마치 병이 있는 것처럼 나오는 경우를 '위양성', 반대로 병이 있는데 없는 것처럼 나오는 경우를 '위음성'

이라고 합니다. 말이 참 어렵죠. 여기서 위(僞)는 위선을 뜻하는 위, 즉 거짓이라는 뜻입니다. 그런데 어떤 검사법이건 어느 정도는 위양성과 위음성이 발생할 확률이 존재하고 검사법마다 그 확률도 다릅니다.

예를 들어 보겠습니다. 유방촬영에서 이상 소견이 있어 유방초음파 검사를 했습니다. 검사 결과 몇 개의 혹이 발견되었는데 모양을 보니 암일 가능성도 있으니 조직검사를 권유 받았습니다. 보통 이런 경우 많은 사람들이 "초음파 검사에서 암이래."라고 이해하고 밤새 걱정을 하게 됩니다. 나중에 조직검사 결과를 보니 다행히 암이 아닌 양성종양으로 나왔습니다. 그래서 처음의 초음파 검사가 오진이었다고 생각하게 되는 경우도 있습니다.

이처럼 위양성, 위음성에 대해 이해해야 다양한 검사 방법이 존재하는 이유와 이 검사들이 서로 보완되어 진단의 정확성을 높인다는 것을 알 수 있습니다.

PART

02

암 검진 사용 설명서

001

암 검진, 어떤 검사를 얼마나 자주 받아야 하나요?

건강검진을 받을 때 가장 궁금해하는 부분이 무엇일까요? 혹시 몸에 암이 생긴 건 아닐까 하는 부분일 것입니다. 가족이나 친척, 가까운 지인들 중에서 암에 걸렸다는 소식을 들으면 나도 그렇게 되지 않을까 걱정이 됩니다. 통계 자료를 보더라도 우리나라 국민의 사망원인 1위는 바로 암입니다.

우리 몸의 거의 모든 장기에 암이 생길 수 있습니다. 그런데 암이 생길까 걱정된다고 매달, 매년 모든 검사를 반복한다면 시간도 걸리고, 힘도 들뿐더러, 검사 비용도 만만치 않습니다. 물론 모든 암을 검사하면 좋겠지만 반드시 그럴 필요는 없습니다. 암의 특성에 따라 검사 시작 시점과 검사 간격이 달라지죠. 나이나 성별에 따라 주로 생기는 암이 다르고 발병이 매우 드문 암도 있기 때문입니다. 그래서 자신의 나이나 성별에 따라 선택과 집중을 해서 검사하는 것이 적절합니다. 흔한 암의 종류를 참고하여 검사를 하는 것이 효율적입니다.

그렇다면 암 검진은 언제부터, 어떤 검사를, 얼마나 자주 해야 할까요?

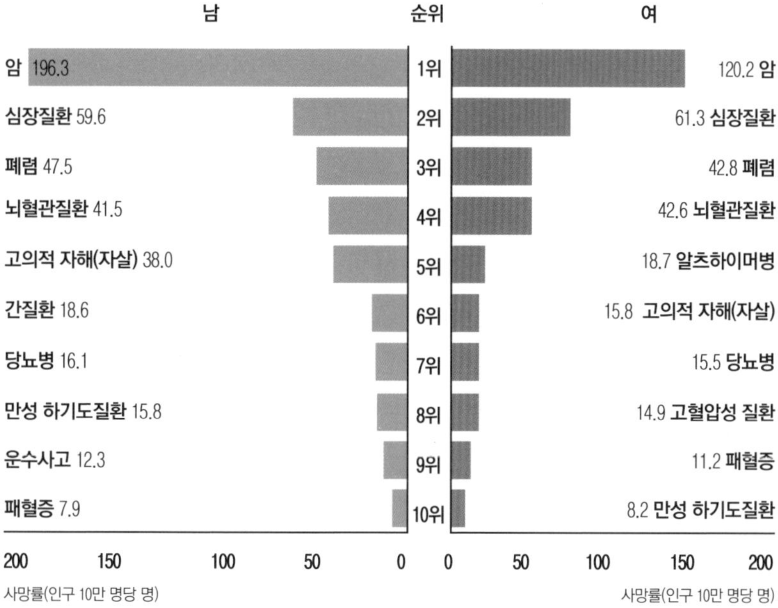

*출처: 2019년 사망원인 통계, 통계청

[우리나라의 성별에 따른 주요 암 발생 현황(2017년)]

순위	남자	여자
1	위	유방
2	폐	갑상선
3	대장	대장
4	전립선	위
5	간	폐
6	갑상선	간
7	췌장	자궁경부
8	신장(콩팥)	췌장
9	담낭(쓸개) 및 기타 담도	담낭 및 기타 담도
10	방광	자궁체부

[국가 암 검진 대상자]

구분	언제부터?	어떻게?	얼마나 자주?
위암	만 40세 이상	위내시경 검사 (단 시행이 어려우면 위장조영검사를 선택적으로 시행)	2년
대장암	만 50세 이상	분변잠혈검사(기본) → 잠혈반응 있음 (대변에 피가 섞여 나옴)으로 판정되면 대장내시경 고려	1년
간암	만 40세 이상이면서 간암 발생의 고위험군인 경우, 즉 B형 · C형 간염 바이러스 보유자, 나이에 관계없이 간경화(간경변)을 진단받은 사람	간초음파 검사 + 혈청 알파태아단백(AFP)	6개월
폐암	만 54~74세면서 폐암 발생의 고위험군인 경우, 즉 현재 흡연 중이면서 해당 연도 전 2년 이내 국가건강검진 시 작성하는 문진표 또는 건강보험 금연치료사업 참여를 위해 작성하는 문진표로 흡연력이 30갑년 이상으로 확인된 사람	저선량 흉부 CT 검사	2년
유방암(여성)	만 40세 이상	유방촬영	2년
자궁경부암(여성)	만 20세 이상	자궁경부세포검사	2년

이러한 기준은 국가마다, 학회마다, 단체마다 제시하는 내용이 조금씩 다르고, 새로운 연구 결과가 나오면 개정되기도 합니다.

우리나라 국가 암 검진에서는 최근 폐암을 포함하여 6대 암(위암, 대장암, 간암, 폐암, 유방암, 자궁경부암) 검진을 시행하고 있습니다. 자세한 내용은 표를 참고하기 바랍니다.

6대 암 검진 외에 증상이 있거나 집안에 암 병력이 있는 경우에는 의사와 상의해 추가로 해당 부분에 대한 검사를 받는 것도 좋습니다.

002

혈액검사로 암을 알 수 있나요?

피 한 방울로 암을 찾아내는 기술이 개발되었다는 뉴스를 본 적이 있을 겁니다. 그런데 정말 피 한 방울로 충분히 암을 진단할 수 있다면 다른 검사는 더 이상 존재할 필요가 없겠죠? 미래에 그런 검사법이 나올 수는 있을지 모르지만 아직까지는 그렇게 간단히 혈액검사로 몸 속의 암을 확실히 찾아내기 어렵습니다.

다만 현재 혈액검사로 종양에 대한 정보를 얻을 수 있습니다. 이 검사를 종양이 있는지를 표시해 준다는 의미에서 '종양표지자(암표지자)'라고 합니다. 암 검진에서 혈액검사로 암을 발견한다는 것은 이 검사를 말하는데, 피 한 방울이 아니라 다른 혈액검사처럼 한 대롱은 채혈을 하여 검사를 해야 하죠.

암의 종류가 다양하듯 종양표지자의 종류도 다양하고 이름도 어렵습니다. 또한 종양표지자 검사가 위양성으로 나오는 경우도 흔합니다. 위양성의 개념은 앞부분에서 이해했죠? 즉, 악성종양(암)이 아니고 양성종양이거나 염증인데도 암이 있는 것처럼 수치가 높게 나올 수 있다는 말

[종양표지자]

	AFP	CEA	CA19-9	CA125	CA15-3	PSA	SCC	CYFRA
위암	○	○	○					
간암	◎	○	○					
폐암		○	○				○	○
대장암		○	○					
췌장암		○	○	○				
식도암		○					○	○
담낭암		○	○					
신장암								
전립선암		○				◎		
유방암		○			○			
자궁암		○		○			○	○
난소암		○	○	○				

◎ 표시가 특히 의미가 있습니다.

입니다.

반면에 암이 있더라도 악성종양의 크기가 어느 정도 커진 경우에만 수치가 올라가고 크기가 작으면 정상 수치로 나오는 위음성도 있을 수 있습니다. 그래도 간암의 경우 알파태아단백(AFP)이, 전립선암의 경우 전립선특이항원(PSA)이라는 종양표지자가 진단에 도움을 줍니다. 위의 표와 같이 다양한 종양표지자가 있지만 중요성이 각각 다르므로 결과 해석은 의료진과 상의하기 바랍니다.

003

사진으로 암을 알 수 있나요?

흔히 혈액암이라고 부르는 백혈병 등은 혈액검사와 골수검사 등으로 진단하지만 간암, 유방암, 갑상선암 등 덩어리를 만드는 암의 경우 영상사진을 통해 어느 정도 진단이 가능합니다. 영상사진에도 X선 사진에서부터 초음파 검사, 컴퓨터단층촬영(CT), 자기공명영상(MRI), 양전자방출단층촬영(PET-CT) 등 다양한 검사가 있어 부위에 따라 적절한 검사법을 활용하면 암을 조기 진단하는 데 도움이 됩니다.

초음파 검사

X선 사진만큼 우리에게 친숙한 영상의학적 검사가 초음파 검사입니다. 예비 엄마가 산부인과에서 뱃속 태아의 건강 상태를 확인할 때에도 초음파를 사용하죠. 그만큼 방사선 걱정 없이 우리 몸 속을 속속 들여다볼 수 있는 검사입니다.

초음파는 많은 장점이 있지만 공기를 만나면 맥을 쓰지 못하는 단점이 있습니다. 즉, 관찰하려는 장기 주위에 공기가 있으면 관찰이 어렵습니

[초음파 검사]

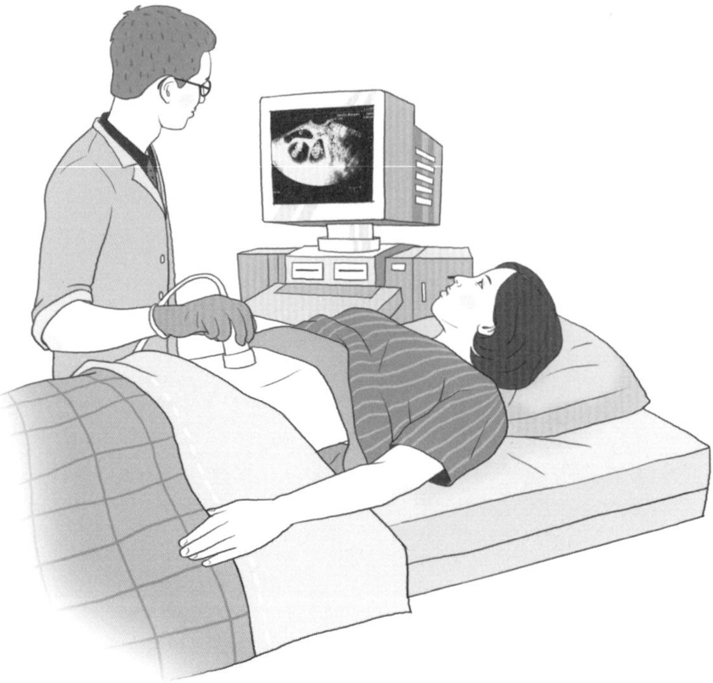

다. 폐나 위는 그 안에 공기가 들어 있어서 초음파 검사를 잘 하지 않죠.

반면에 간, 쓸개(담낭), 췌장, 콩팥(신장), 비장은 초음파 검사를 흔히 합니다. 다만 장기 주위의 장 안에 가스가 많으면 관찰이 어렵고, 특히 배의 뒤쪽에 위치한 췌장은 잘 보이질 않습니다. 그리고 간은 갈비뼈 밑으로 폐 아래쪽에 일부가 가려져 있기 때문에 검사자가 초음파 검사를 하는 동안 숨을 들이쉬었다 내쉬었다를 반복하도록 하죠. 어떻게든 주위에 있는 공기의 방해를 받지 않고 더 좋은 영상을 얻어 꼼꼼히 확인하기 위함입니다. 음식을 먹은 뒤 초음파 검사를 하면 쓸개가 쪼그라들기 때문에 쓸개 안에 혹이나 돌이 있어도 잘 안 보일 수 있습니다. 따라서 검사 전에는 공복 상태를 유지해야 합니다.

초음파 검사를 통해 콩팥과 비장도 확인이 가능합니다. 특히 갑상선초음파 검사는 갑상선암을 진단하는 데 도움이 되는데, 목 앞에 위치해 있으므로 갑상선만 본다면 검사 전 공복 여부는 상관 없습니다.

[초음파 사진]

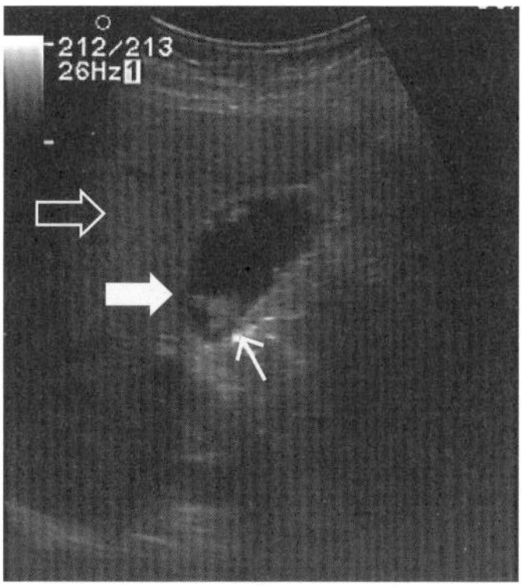

복부초음파에서 간(빈 화살표)과 쓸개(흰 화살표)가 보입니다. 공복을 하지 않으면 쓸개가 쪼그라져 혹이나 돌을 찾기 어려워지죠. 쓸개 안에 혹(용종)이 여러 개 있네요(작은 화살표).

컴퓨터단층촬영(CT)

CT라는 말도 많이 들어봤을 겁니다. CT란 컴퓨터단층촬영을 뜻하는 'Computed Tomography'의 영어 약자입니다. CT 검사는 우리 몸에 여러 각도로 X선을 쪼아 투과시킨 다음에 몸 속 장기의 밀도 차이와 상태에 따라 X선이 흡수되는 정도가 다른 원리를 이용합니다. 여기서 얻은 데이터를 컴퓨터에서 2차원 영상으로 재구성한 것이 바로 CT 사진이죠.

검사대 위에 똑바로 누우면 촬영을 진행합니다. 이때 정상인 부위와 비정상인 부위를 좀 더 잘 구별하기 위해 조영제라는 주사약을 쓰기도 합니다. 조영제는 대부분 부작용이 없지만 특이 체질인 경우에 간혹 가슴이 답답하거나, 구역질이 나거나, 두드러기가 생길

[CT 검사]

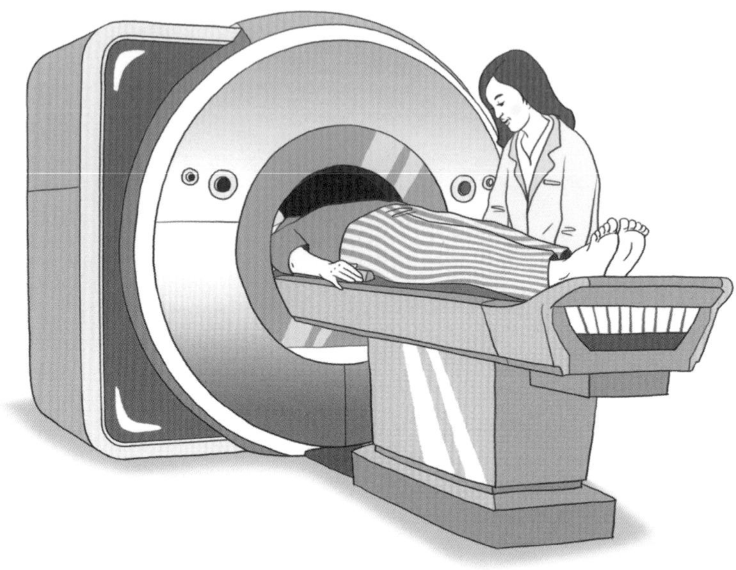

수 있습니다. 과거에 조영제를 사용해 검사를 받다가 이와 비슷한 증상이 생긴 적이 있다면 검사 전에 의료진에게 미리 말해야 합니다. 그리고 CT 검사를 처음 받더라도 도중에 불편한 증상이 발생하면 의료진에게 바로 말해 조치를 받아야 합니다.

조영제가 가끔 콩팥에 부담을 주는 경우도 있습니다. 가령 당뇨병이 있는 사람이 메트포르민(metformin)이라는 성분이 들어간 약을 복용 중이라면, 조영제를 이용한 CT 검사를 하기 전 최소 이틀 이상은 이 약을 끊어야 합니다.

[복부 CT]

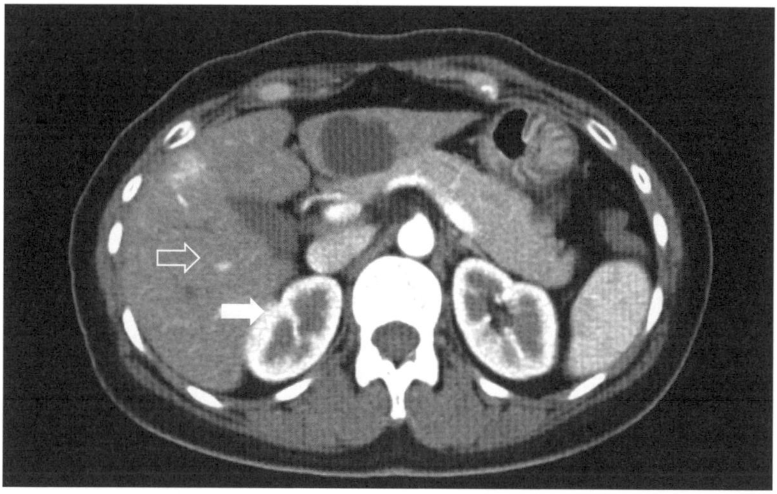

누워서 찍은 복부 CT입니다. 한 눈에 여러 장기를 확인할 수 있어요. 간(빈 화살표), 콩팥(흰 화살표) 외에도 쓸개, 췌장, 비장 등이 보이네요.

자기공명영상(MRI)

CT 검사만큼이나 흔히 듣는 MRI 또는 MR은 자기공명영상을 뜻하는 영어인 'Magnetic Resonance Imaging'의 약자입니다. MRI 검사는 자기장이 발생하는 커다란 원형의 자석통 안에 들어간 뒤 CT와 비슷한 방식으로 촬영합니다. 다만 금속이 들어간 물건이 검사에 영향을 줄 수 있으므로 검사 전 몸에서 제거한 후 검사를 받아야 합니다. 특히 심박조율기(pacemaker), 이식형 제세동기(ICD), 뇌동맥류 클립, 인공와우 등은 소재에 따라 MRI 검사가 불가하니 미리 상의하기 바랍니다.

MRI 검사는 우리 몸에 강한 자기장을 걸고 특정 주파수의 전파를 보

[MRI]

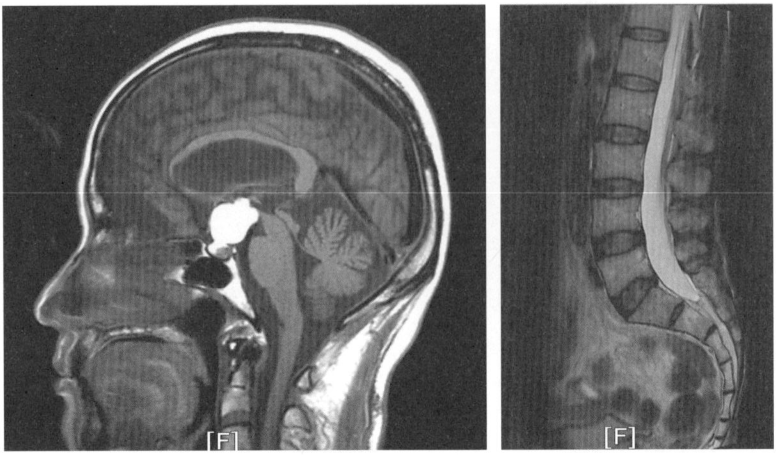

뇌와 척추 MRI 사진으로 옆에서 본 모습입니다. 뇌, 척추와 같이 신경을 확인할 때에는 MRI가 좋습니다.

내면 몸 속의 수소원자가 반응해 신호를 돌려보내는데, 수소원자가 어떤 분자를 구성하고 있느냐에 따라 신호 세기가 다르게 나타나는 원리를 이용합니다. 몸을 가로와 세로로 모두 촬영이 가능하기 때문에 암 진단 외에 뇌나 척추, 관절을 정밀하게 볼 때에도 널리 사용합니다. 단, CT에 비해 검사 시간이 길고 검사 도중 움직이면 영상이 흔들려 실패하므로 협조가 잘 되어야 합니다. 폐쇄공포증, 공황장애가 있는 경우에 검사가 어려울 수 있습니다.

양전자방출단층촬영(PET-CT)

PET 검사는 영상의학적 검사 중 가장 최신 방식으로, 양전자방출단층촬영을 뜻하는 'Positron Emission Tomography'의 약자입니다. PET 검

[PET-CT]

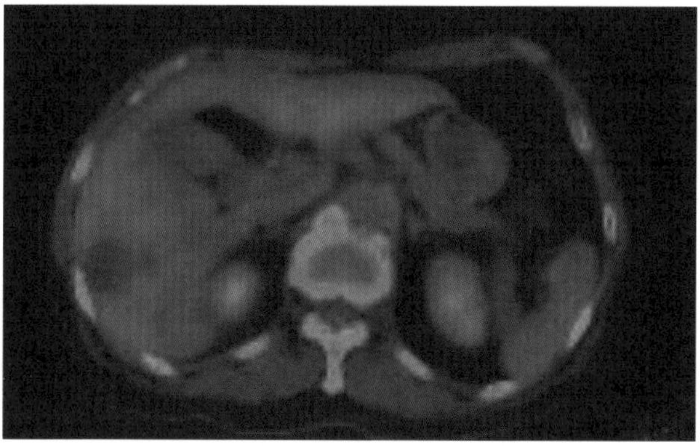

복부 PET-CT입니다. 앞에서 본 CT와 비슷한 것 같지만 다르죠.

사는 양전자를 가진 입자, 즉 감마선을 이용해 CT와 같이 단층촬영하는 방식이며, 우리 몸의 신진대사에 사용되는 포도당과 유사한 물질을 주사하면 암과 같이 병이 있는 부위에 농도가 더 축적되는 원리를 이용합니다.

PET 검사 전에는 반드시 6시간 이상 금식을 해야 하고 물을 충분히 마셔야 합니다. 그리고 검사 전날에는 심한 운동이나 힘든 일은 피해야 합니다. 당뇨병이 있는 경우에는 약 조절이 필요할 수 있으므로 의료진과 미리 상의하기 바랍니다.

004

위암/식도암 검사

상부위장관내시경(위내시경)

평소 소화가 잘 안 되거나 속이 불편하다고 호소하는 사람들이 많죠. 특히 우리나라는 위암 발병률이 매우 높기 때문에 여간 신경이 쓰이지 않습니다.

위암을 진단하는 가장 확실한 방법은 상부위장관내시경, 즉 위내시경 검사입니다. 상부위장관이란 식도, 위, 십이지장을 말하므로, 위 외에도 식도와 십이지장 일부까지 두루 확인할 수 있습니다. 특히 의심이 되는 부위는 내시경을 하면서 직접 조직검사까지 가능하니 확실하죠. 검사 시 구역질을 참기 힘들거나 검사가 힘들 것 같아 걱정이 되면 의료진과 상의해 수면내시경으로도 진행이 가능합니다. 다만 콩이나 계란 알레르기가 있으면 수면내시경에 사용이 어려운 약물도 있으니 꼭 미리 얘기해 주세요.

[위내시경 검사]

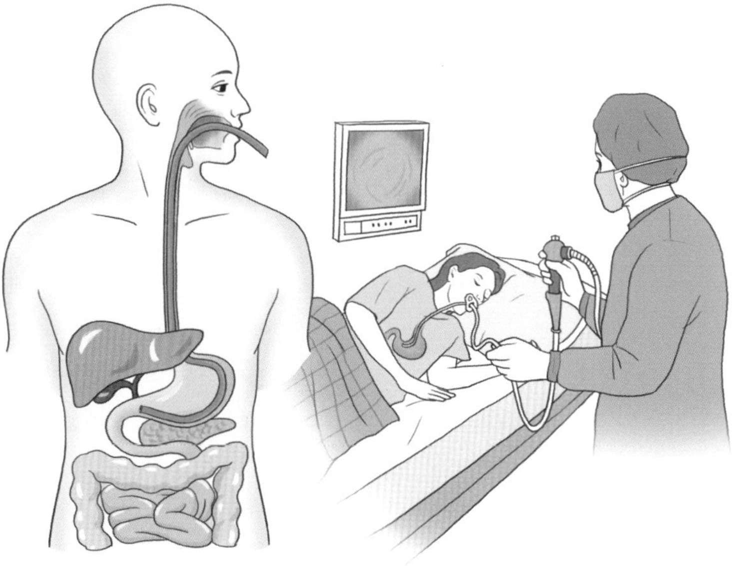

[위내시경 사진]

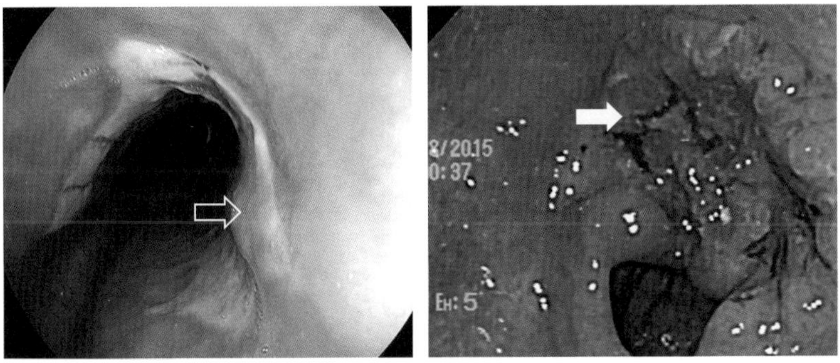

상부위장관내시경으로 식도, 위, 십이지장 내부를 직접 들여다보면서 조직검사도 할 수 있습니다. 식도암(빈 화살표)과 위암(흰 화살표)이 발견되었습니다. 주위의 정상 점막과 모양이 많이 다르죠.

위장조영검사

상부위장관내시경 검사 대신 할 수 있는 검사인데요. 우유처럼 생긴 바륨이라는 액체를 마신 후 X선으로 위의 그림자를 촬영하는 방법입니다. 액체를 마신 후 누워 있으면 촬영기기가 움직이면서 다양한 자세로 X선 촬영을 하게 됩니다. 촬영이 끝난 후에는 바륨 때문에 흰색 대변을 볼 수 있으니 놀라지 마세요.

[위장조영검사]

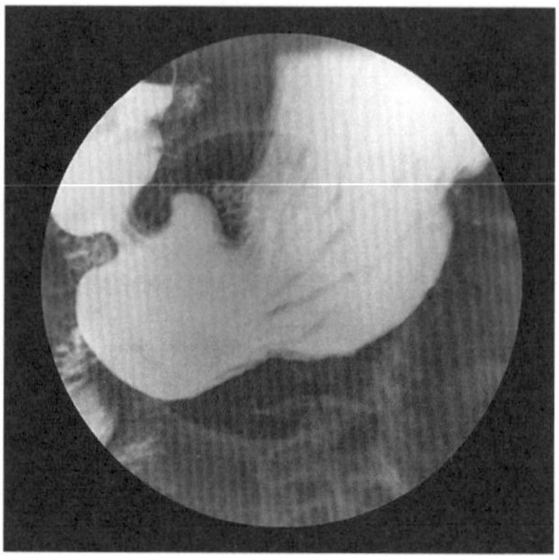

우유처럼 생긴 액체를 마신 후 촬영하는 위장조영술입니다. 내시경처럼 직접 위장 내부를 보는 것이 아니라 사진과 같이 그림자를 보는 것이기 때문에 촬영 중 조직검사를 할 수는 없습니다.

이 검사는 위내시경 검사를 부담스러워 하는 사람에게 권할 수 있는 검사법입니다. 하지만 위내시경처럼 직접 소화기관을 들여다보는 것이 아니라 그림자를 보는 것이기 때문에 작은 혹이나 궤양이 있더라도 잘 보이지 않을 수 있습니다. 또한 위내시경 검사와 달리 조직검사를 할 수 없다는 단점도 있고, 방사선에 노출되기도 합니다. 그래서 최근 국립암센터의 암 권고안에도 위장조영검사보다는 위내시경 검사를 권하고 있습니다.

005

대장암 검사

대장암은 우리나라에서 남녀 암 발생률 2, 3위를 차지할 만큼 흔한 암이 되었습니다. 과거에는 서양 사람들에서 흔한 암이었지만 우리 식단이 서구처럼 육류 위주로 바뀌면서 대장암도 늘어난 것으로 보입니다.

대개 채변검사를 해서 이상이 나오면 대장내시경 검사 등을 권합니다.

채변검사(분변잠혈검사)

대변을 조금 얻어 여기에 피가 비치는지 확인하는 검사입니다. 피가 비친다는 것은 장 안에 혹이 있어 출혈이 있을 수 있음을 뜻합니다. 그런데 이 검사는 간편하지만 한계가 있습니다. 가령 치핵(치질)이 있어도 피가 비칠 수 있어요. 또한 위나 십이지장, 대장에 궤양이나 염증이 심해도 피가 비칠 수 있습니다. 채변검사의 종류에 따라 아스피린이나 비타민 C, 철분제를 복용한 경우에도 양성으로 나올 수 있습니다.

반면에 대장에 혹이 있더라도 크기가 크지 않거나 출혈이 없으면 피가 비치지 않을 수 있죠. 변비가 심해지거나 대변 굵기가 가늘어지는 등 배변 습관이 변한 경우, 체중이 많이 빠진 경우, 화장실을 다녀와도 배가 아픈 경우, 배가 아파서 잠에서 깨는 경우에는 의료진과 상의해 대장내시경 검사를 받는 것이 좋습니다.

하부위장관내시경(대장내시경)

내시경으로 대장을 포함해 항문부터 맹장까지 확인이 가능합니다. 위암 진단에 위내시경 검사가 가장 좋듯이 대장암을 진단하는 데에는 대장내시경 검사가 가장 좋습니다. 검사 시 모니터에 비친 대장의 구석구석을 직접 눈으로 확인하고 의심되는 부위에서 조직검사를 할 수 있죠. 혹의 크기나 모양에 따라 검사 중에 바로 떼어내기도 합니다.

긴 터널과 같은 대장을 관찰하려면 시야를 방해하는 것들이 없어야 합니다. 장 안에 대변이 남아 있으면 제대로 관찰이 어렵겠죠. 따라서 검사 전날 저녁부터는 식사를 거르고 장 정결제를 충분히 복용하는 것이 중요합니다. 또한 언제든 조직검사를 할 수 있으므로 평소 항혈전제나 와파린 등 항응고제를 복용하고 있는 경우 이들 약을 중단해

[대장내시경]

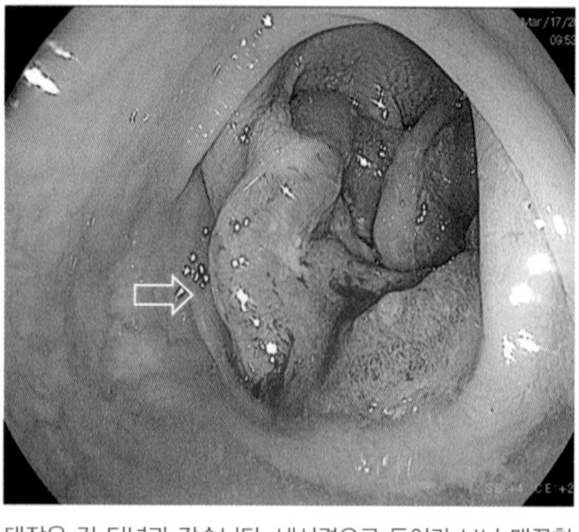

대장은 긴 터널과 같습니다. 내시경으로 들어가 보니 매끈한 대장벽 중간에 울퉁불퉁한 암이 나타났습니다(빈 화살표).

야 할지 의료진과 미리 상의하기 바랍니다.

대장이중조영검사

위내시경 검사와 마찬가지로 대장내시경 검사가 불편하다 싶으면 대장이중조영검사를 할 수 있습니다. 항문을 통해서 바륨과 가스를 넣고 방사선 촬영을 하게 됩니다. 이 검사는 대장 전체를 볼 수 있고 대장내시경 검사보다는 덜 불편하지만 그림자를 보는 방식이고 방사선 노출이 되므로 가급적 대장내시경 검사를 권합니다. 또한 조직검사를 할 수 없기 때문에 사진에서 의심되면 결국 대장내시경 검사를 다시 해야 하는 번거로움이 있습니다.

대장암 보조진단 검사(얼리텍)

앞서 소개한 분변잠혈검사는 종종 대장암이 있어도 놓칠 수 있고, 대장암이 없는데도 있는 것처럼 잠혈반응 양성으로 나올 때가 있습니다. 대장내시경 검사 역시 부담스러울 수 있어서 이럴 때 대장암 보조진단 검사로 얼리텍을 추천합니다. 원리는 다음과 같습니다.

대장암 또는 그 전단계인 용종(폴립)처럼 문제가 생긴 장세포는 유전자에 변형이 생깁니다. 대장의 장세포들 중 일부는 매일 매일 대장 벽에서 떨어져서 대변에 섞여 나옵니다. 얼리텍은 대변으로 나온 장세포 가운데 대장암에서처럼 비정상적으로 변형된 유전자 부위(신데칸-2)를 찾아내는 최신 검사법입니다. 검사 결과 양성이면 대장암 또는 용종이 있을 가능성이 높으니 의사와 상의해 대장내시경 검사를 받는 것이 좋습니다.

006

폐암 검사

담배를 피우는 사람들이 건강검진을 하면서 속으로 가장 걱정하는 것이 뭘까요? 단연 폐암이겠죠. 우리나라에서 암 사망률 1위가 바로 폐암입니다. 매번 검사 결과가 어떨지 조마조마하기보다는 이번 기회에 백해무익한 담배를 끊어보는 것은 어떨까요? 금연에 도움이 되는 보조제와 약물도 많이 나와 있으니 꼭 금연에 성공하기 바랍니다.

저선량 흉부 CT 검사

폐암 여부를 의심할 때 가장 좋은 방법은 영상사진으로 폐를 들여다보는 것입니다. 보통 영상의학적 검사를 할 때 X선 촬영부터 하게 되지만 폐암만큼은 CT 검사부터 설명을 하겠습니다. 왜냐하면 폐암을 진단하기 위해서는 X선보다 CT를 권유하기 때문입니다. X선 촬영의 가장 큰 단점은 혹이 작거나 혹이 심장 뒤쪽에 숨어 있을 경우에는 가려져 발견이 쉽지 않다는 점입니다. 따라서 폐암을 제대로 확인하려면 CT 검사가 좋습니다.

하지만 폐 하나만 확인하기 위해 방사선을 이용하는 CT 검사를 하는 것이 부담이 될 수 있죠. 그래서 폐암과 관련된 국내외 여러 학회에서는 방사선의 양을 낮춘 저선량 흉부 CT 검사를 권합니다. 저선량 흉부 CT의 방사선 노출은 일반 흉부 CT에 비해 6분의 1 정도밖에 되지 않습니다.

특히 흡연 경력이 30갑년 이상이라면 저선량 흉부 CT 검사를 하는 것이 바람직합니다. 30갑년이란 매일 1갑씩 30년 동안 담배를 피운 경우로, '1갑 × 30년 = 30갑년'이라고 합니다. 담배를 매일 2갑씩 15년을 피운 경우도 '2갑 × 15년 = 30갑년'이 되죠. 흡연자는 스스로 갑년을 계산해 보세요.

우리나라 국가 암 검진 항목에 폐암 검사가 추가되었습니다. 연령이 만 54~74세 이상인 남녀 가운데 폐암 발생의 고위험군에 해당되는 경우에 2년마다 저선량 흉부 CT 검사를 받을 수 있습니다. 여기서 고위험군이란 해당 연도 전 2년 이내의 국가건강검진과 금연치료지원사업의 문진표 자료 중 30갑년 이상 흡연한 경력이 있으면

[폐 CT]

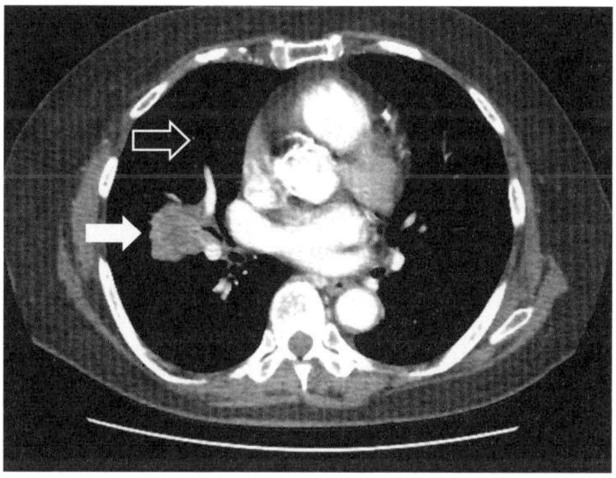

누워서 찍은 흉부 CT입니다. CT에서 공기도 검게 보입니다. 공기가 있는 오른쪽 폐(빈 화살표) 안에 혹(흰 화살표)이 발견되었습니다.

서 현재 흡연을 하고 있는 경우입니다.

간혹 자신도 모르게 앓고 지나간 결핵이나 염증 등의 흔적이 흉부 CT에서 폐암처럼 보이는 경우도 있습니다. 따라서 CT 판독에서 의심될 경우 추가 정밀검사를 하게 됩니다. 가장 확실한 것은 기관지내시경 검사 등으로 의심되는 부위에서 조직을 떼어 폐암인지를 확인하는 것입니다. 폐암도 세포가 여러 종류여서 세포의 종류에 따라, 병의 진행 정도에 따라 수술을 하거나 약물치료를 하는 등의 다양한 방법이 있습니다.

흉부 X선

흉부 X선과 가슴 X선은 같은 말입니다. X선 사진을 찍을 때는 숨을 최대한 들이마시고 참아야 폐가 가장 커진 상태에서 촬영이 되므로 구석구석을 확인할 수 있습니다. 따라서 촬영을 할 때 검사자가 숨 참기를 부탁하면 잘 협조해야 합니다.

X선 촬영으로는 폐의 모양뿐만 아니라 심장이 커져 있는지 등을 확인할 수 있죠. 폐결핵뿐만 아니라 폐암, 늑막염, 심

[흉부 X선]

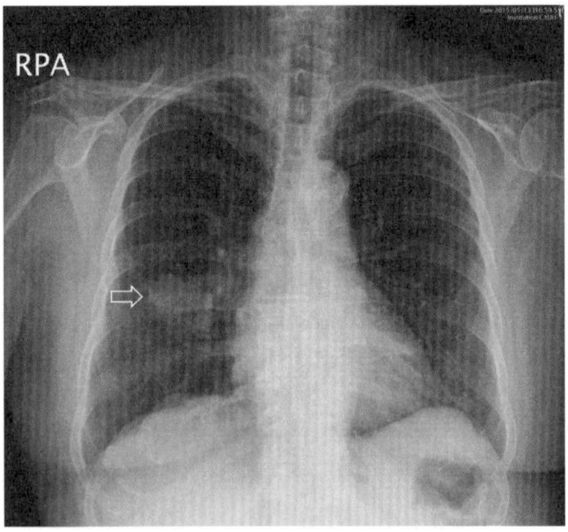

건강검진에서 기본이 되는 X선 촬영입니다. 마주 보고 있다고 생각하면 오른쪽 폐에 큰 혹이 보이는데 조직검사 결과 폐암이었습니다(빈 화살표).

장이 부어있는 심부전 등을 진단하는 데 도움이 됩니다. 하지만 앞서 설명한 바와 같이 폐암의 조기 진단 측면에서는 한계가 있습니다.

X선 촬영도 기본적으로 방사선을 이용합니다. 1년 동안 우리가 자연적으로 받게 되는 방사선의 노출량이 약 3 mSv인데 흉부 X선 촬영으로는 0.1 mSv에 노출되니 적은 양이죠. 그렇더라도 임신 중인 경우 의료진에게 미리 말해야 합니다. 꼭 필요한 경우에 한해 특별히 복부를 가린 상태에서 촬영을 하기도 하지만 그렇지 않다면 임신 중에 굳이 X선 촬영을 권하지 않습니다.

객담세포진 검사

'객담(喀痰)'이란 말이 참 어렵죠. 쉽게 말하면 '가래'입니다. 폐암 환자가 기침을 하면 가래가 나올 때가 더러 있습니다. 객담세포진 검사란 가래에서 폐암세포 또는 결핵균 등이 있는지를 확인하는 검사입니다. 하지만 건강검진에서 폐암을 진단하기 위해 객담세포진 검사를 하는 경우는 드뭅니다.

객담세포진 검사는 영상사진에서 폐암이 강력히 의심되는 경우에 진료실에서 실시하는 검사입니다. 이른 아침에 가래를 뱉어 현미경으로 세포를 확인하는 방법인데, 폐암이 있는데도 세포가 나오지 않는 경우가 많습니다. 이처럼 저선량 흉부 CT나 흉부 X선에서 폐암이 의심되는데도 객담세포진 검사에서 음성으로 나오면, 즉 폐암세포가 나오지 않으면 결국 기관지내시경 검사 등을 통해 조직검사를 실시하게 됩니다.

종양표지자 검사

혈액으로 종양을 파악하는 데 도움이 되는 종양표지자 중에 폐암에 해당하는 것으로는 암배아항원(carcinoembryonic antigen, CEA), 편평세포암항원(squamous cell carcinoma antigen, SCC-Ag), 사이토케라틴분절 21-1(cytokeratin fragment 21-1, CYFRA 21-1), 신경특이에놀라제(neuron specific enolase, NSE) 등이 있습니다.

이처럼 종류가 다양한 이유가 뭘까요? 결국 어느 것 하나 똑 부러지지 않는다는 의미일 수 있습니다. 위양성, 위음성이 나올 수 있지요. 따라서 폐암의 조기 진단을 위해 이모저모 따져보면 혈액검사 등 여타 검사보다 저선량 흉부 CT 검사가 가장 바람직합니다.

007

간암 검사

간암은 보통 간세포암종을 말하며 우리나라에서 폐암에 이어 2번째로 사망률이 높은 암이죠. 사회에서 가장 왕성한 활동을 하는 40~50대에서 간암으로 인한 사망률이 1위를 차지하고, 여전히 간암 환자가 많이 생기고 있습니다.

우선 어떤 이유에서든 간경화(간경변)가 있다면 간암의 적신호입니다. 간경화가 있다면 꼭 간암 검진을 받기 바랍니다. 그리고 B형 간염, C형 간염, 음주 등이 간경화를 일으킬 수 있으므로 B형이나 C형 간염이 있으면 40세부터는 꼭 간암 검진을 받기 바랍니다.

알파태아단백(AFP)

태아의 간이나 위장관에서 만들어지는 물질로 정상 성인에서는 잘 나오지 않습니다. 흔히 AFP(alpha-fetoprotein)라고 말하는데요. 종양에 따라 다양한 종양표지자가 있지만 그래도 간암과 AFP는 관련이 깊습니다. 이 수치가 200 ng/mL를 넘으면 간암일 가능성을 염두에 두어야 합니다.

B형이나 C형 바이러스 간염이 있으면서 수치가 200 ng/mL를 넘으면 간암을 의심하고 간초음파 검사나 복부 CT 검사 등으로 확인해야 합니다.

AFP는 대개 10 또는 20 ng/mL까지를 정상 범위로 간주하는데 간암이 아니더라도 간염 등에서도 이 수치 이상으로 얼마든지 올라갈 수 있습니다.

간초음파

초음파 검사는 방사선 노출의 우려 없이 혹이 있는지를 확인할 수 있는 좋은 검사법입니다. 그래서 건강검진에서 가장 많이 활용하는 검사가 초음파 검사죠.

간은 우리 몸에서 가장 큰 장기이기 때문에 초음파로 샅샅이 살펴보게 됩니다. 간의 크기가 크다보니 간의 일부는 갈비뼈 아래에 숨어 있고 폐의 공기에 가려져 있어 초음파로 잘 보이지 않는 부분이 있습니다. 그래서 초음파 검사 시 숨을 들이마시고 내쉬고 참는 과정을 반복하면서 시야에 가린 부분을 찾아 검사를 하게 되므로 검사자의 지시에 협조를 잘 하는 것이 중요합니다.

초음파 검사에서 보이는 작은 혹을 결절이라고 하는데 이 결절이 주변보다 밝거나 어두워 보일 때를 각각 고에코 결절, 저에코 결절이라고 합니다. 이렇게 혹의 밝기에 따라 어떤 성질의 혹인지, 즉 암인지 아닌지를 추정하지만 구분이 어려울 때도 있습니다. 혹이 있는 것은 알겠는데

[간초음파]

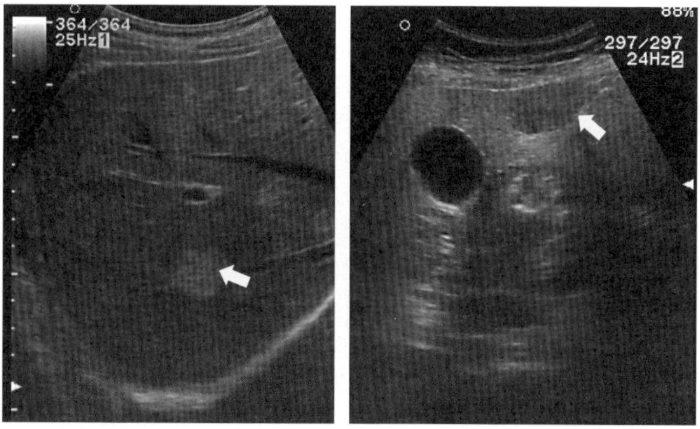

간 안에 주위보다 밝게 보이는 혹인 고에코 결절(왼쪽 화살표)과 주위보다 어둡게 보이는 저에코 결절(오른쪽 화살표)이 보입니다. 암이 의심될 때에는 추가로 CT 촬영을 하게 됩니다.

그 성질을 명확하게 알 수 없거나 혹이 상당히 큰 경우도 있죠. 이 경우는 추가로 복부 CT 검사를 하는 것이 좋습니다.

복부 CT

검사대에 누운 상태에서 X선을 이용해 몸의 단면을 영상으로 확인하는 것이 CT 검사입니다. 특히 간암이 생기기 쉬운 B형 간염이나 C형 간염, 간경화가 있으면서 AFP 수치가 200 ng/mL를 넘고 간초음파 검사에서 혹이 발견되면 복부 CT로 최종 확인을 합니다. CT 검사를 하면 간에 생긴 물혹인 낭종 또는 혈관이 뭉친 혈관종으로 확인될 때도 있습니다.

그런데 CT 검사에서도 간암이 의심되면 다른 암과 달리 대개 조직검사까지 하지 않고 이것만으로 간암으로 진단합니다. 다만 상당히 모호한 경우에 한해 제한적으로 조직검사를 실시합니다.

[복부 CT]

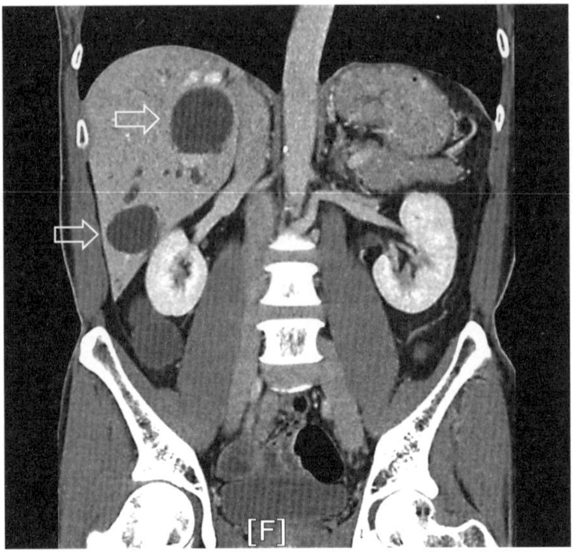

간 안에 크고 둥근 혹이 보이지만 물혹에 해당하는 낭종입니다(빈 화살표).

008

유방암 검사

우리나라 여성에서 갑상선암 다음으로 흔히 발생하는 암이 바로 유방암입니다. 우리나라의 유방암 발병률은 아시아 평균보다는 높은 편이지만 서양에 비하면 낮은 편입니다. 우리나라에 비해 미국은 약 1.8배, 호주는 약 1.7배, 유럽은 약 1.3배 유방암 발병률이 높습니다.

유방암을 조기에 진단하는 방법에는 크게 3가지가 있습니다. 여성 스스로 정기적으로 유방을 만져 혹이 있는지 여부를 확인하는 방법(유방자가검진), 의사를 통한 임상진찰, 그리고 유방촬영술입니다.

우리나라는 30세 이상 여성에서는 매달 스스로 유방자가검진을, 35세 이상에서는 2년마다 의사의 임상진찰을, 40세 이상에서는 1~2년 간격으로 의사의 임상진찰과 유방촬영술을 권장합니다. 그런데 혹의 크기가 보통 1 cm는 넘어야 만져지기 때문에 40세가 넘으면 유방촬영술을 받는 것이 매우 중요합니다. 특히 어머니, 자매, 딸 가운데 한 명이라도 유방암 발병 내력이 있으면 유방암이 생길 위험은 2배 높아지죠. 만약 어머니, 자매, 딸 중에 2명이 유방암 내력이 있으면 유방암 발병 위험은 3배로 높아집니다.

유방촬영술

유방촬영술은 방사선을 이용해 유방을 촬영하는 검사입니다. 검사 시 양쪽 유방을 각각 두 번씩 촬영하는데, 유방을 상하좌우로 압박해 촬영하기 때문에 다소 불편할 수 있습니다.

유방촬영술 결과가 정상이면 2년 뒤 검사를 해도 됩니다. 하지만 유두에서 분비물이 나오거나 혹이 만져지는 경우, 또는 피부 변화가 생길 경우에는 다음 검사일 전이라도 의사의 진료를 받아야 합니다. 그리고 결과가 양성질환으로 나올 경우 1년 뒤 검사를 받도록 합니다.

유방촬영술은 유방암을 발견하는 데 매우 좋은 검사지만 유방조직의 밀도가 높은 '치밀유방'이 있으면 정확성이 떨어지는 단점이 있습니다. 치밀유방이란 유방조직이 뭉쳐 있어 그 안을 제대로 판단할 수 없는 상태를 말합니다. 특히 40대 이하, 출산이나 수유 경험이 없는 경우, 마른 체구, 유방의 크기가 작

[유방촬영]

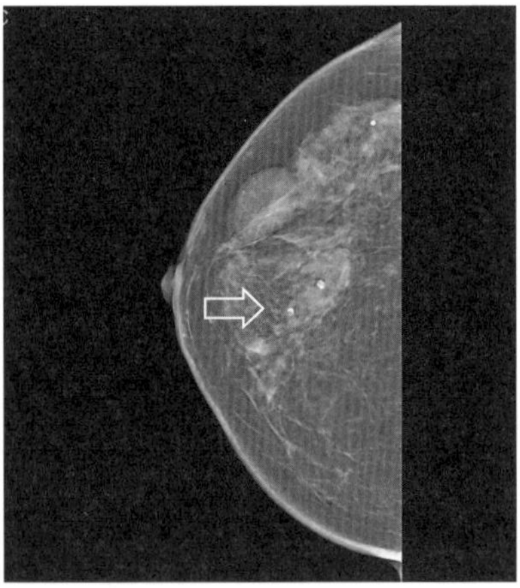

유방촬영에서 하얀 석회화가 군데군데 보이네요(빈 화살표).

은 경우 등에서는 치밀유방으로 나오는 경우가 많습니다. 이때는 좀 더 자세히 확인하기 위해 유방초음파 검사를 함께 하는 것이 좋습니다.

유방촬영술에서 유방암 의심 소견이 나오면 유방초음파 검사나 유방 MRI 검사 등 추가 정밀검사를 실시하거나 조직검사를 하도록 합니다.

유방초음파

[유방초음파]

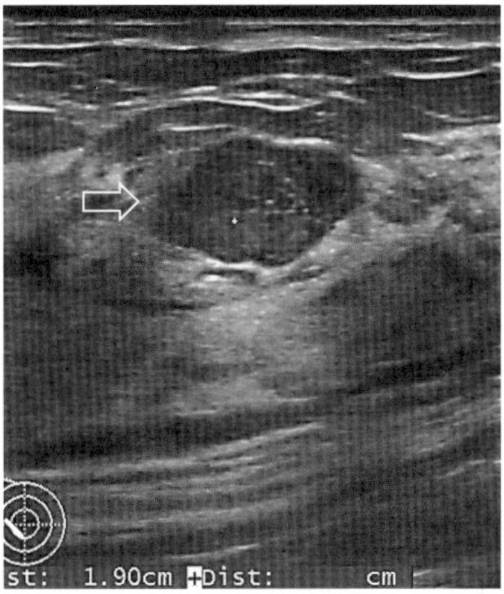

유방초음파에서 작은 혹을 찾아냈습니다(빈 화살표). 모양이 안 좋으면 조직검사를 해야겠지요.

유방초음파는 초음파의 일종이므로 방사선 노출의 우려가 없습니다. 유방초음파 검사는 앞서 설명한 유방촬영술에서 치밀유방 때문에 잘 보이지 않은 작은 크기의 혹을 발견하는 데 도움이 될 수 있습니다. 또한 유방 안의 혹이 양성인지 악성(암)인지를 구분하는 데 도움이 되기도 합니다. 따라서 유방초음파 검사는 유방촬영술을 이용한 건강검진에서 이상 소견이 발견되거나 평가가 어려울 경우에 2차 검사로 실시합니다.

또한 혹이 만져지는 등의 증상이 있을 경우에도 유방촬영술과 함께 실시하면 정확한 진단을 내리는 데 도움이 됩니다. 유방초음파 검사에서도 의심되는 혹이 발견되면 필요 시 조직검사를 권합니다.

009

자궁경부암/난소암 검사

자궁경부에서 '경(頸)'은 목뼈를 뜻하는 경추(頸椎)의 '경'과 한자가 같고 '목'이라는 뜻입니다. 자궁을 몸통이라고 한다면 목처럼 길게 나온 부위가 자궁경부입니다. 즉, 자궁 입구에 생기는 암이 자궁경부암입니다.

자궁경부암을 일으키는 원인인 인유두종바이러스(human papillomavirus, HPV)에 대한 백신이 개발되어 예방접종을 통해 암을 예방하는 길이 열렸습니다. 특히 젊은 여성들은 인유두종바이러스 예방백신을 접종하는 것이 자궁경부암 예방에 효과적이므로 의사와 상의 후 접종하기 바랍니다.

자궁경부세포도말검사 또는 액상세포도말검사

자궁경부암은 자궁경부의 점막층에서 암이 생기는데, 이 부위에서 작은 솔을 이용해 세포를 얻어내는 검사를 자궁경부세포도말검사 또는 액상세포도말검사라고 합니다. '도말'은 얻은 세포를 슬라이드 위에 얇게

펴서 바른다는 뜻으로 이 검사는 생리기간 중에는 시행이 곤란합니다.

자궁경부에서 세포를 얻는 검사이므로 질경을 삽입해 자궁경부가 노출되도록 합니다. 긴 막대가 달린 솔을 넣은 뒤 회전시켜 세포가 묻게 하는 방식이므로 몇 초 밖에 걸리지 않습니다. 다만 솔이 약간 까칠까칠해야 세포가 잘 얻어지기 때문에 검사 후 피가 약간 나올 수 있고, 자궁내막의 세포도 얻기 위해 솔을 좀 더 깊이 집어넣으면 약간 아플 수도 있습니다. 자궁경부가 앞이나 뒤로 처져 있으면 자궁경부가 정면으로 보이도록 검사자가 손가락으로 위치를 조정할 수도 있습니다.

자궁경부암은 20세 이상 여성에서 선별검사를 시행하고 이상 소견이 나오면 산부인과 전문의와 상의 후 정밀검진을 받도록 합니다.

즉, 세포도말검사에서 얻은 세포를 현미경으로 확인하여 결과가 비정상으로 나오거나 자궁경부암이 의심된다고 나올 경우 확진을 위해 조직검사가 필요하므로 산부인과 진료를 받길 바랍니다. 물론 하혈이 있거나 아랫배가 아프다는 등의 증상이 있으면 정기검진 이전이라도 진료를 받아야 하죠.

세포도말검사의 결과는 다양합니다. '정상'인 경우에는 2년 뒤에 다시 검사를 합니다. 하지만 정상이 아닌 경우에는 다양한 경우의 수가 생깁니다. '반응성 세포변화'로 나오고 증상이 없으면 정기검진을, 증상이 있으면 산부인과 진료를 권합니다. 그리고 미생물인 칸디다(*Candida*) 또는 트리코모나스(*Trichomonas*) 등이 발견되면 약물치료를 권합니다. '비정형 편평세포' 중 '의미결정 비정형 편평세포'의 경우 자궁경부세포도말검사를 반복 시행하거나 인유두종바이러스 검사, 또는 즉시 질확대

[자궁경부세포도말검사]

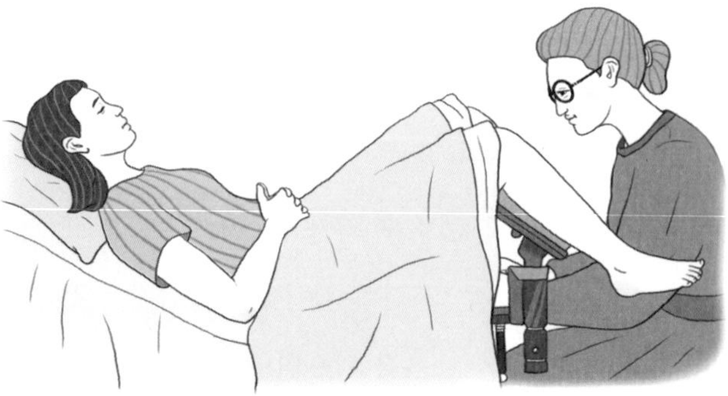

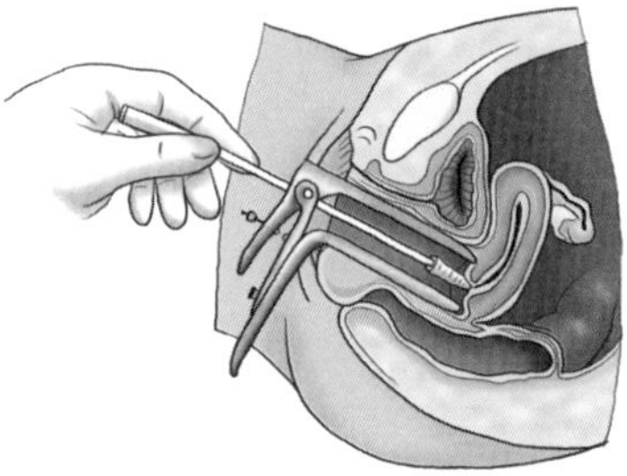

자궁경부에 긴 막대가 달린 솔을 집어넣은 뒤 회전시켜 세포가 묻도록 합니다. 이렇게 채취한 세포를 슬라이드 위에 펴서 바른 뒤 모양을 판독하게 됩니다.

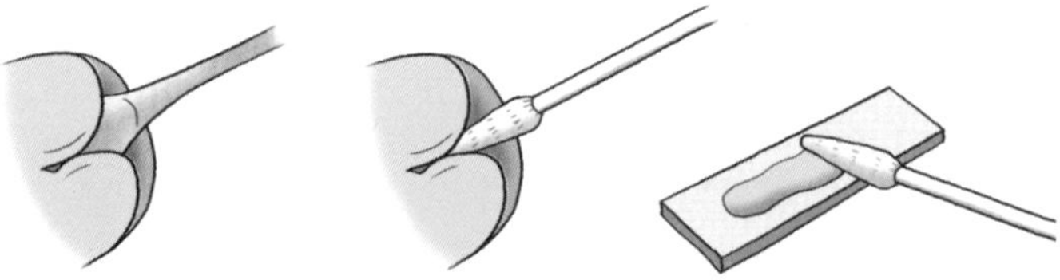

경 검사를 시행할 수 있습니다. '고등급 편평상피내병변을 배제할 수 없는 비정형 편평세포' 또는 '저등급 편평상피내병변'이 나오면 질확대경 검사를 시행해야 합니다. 그리고 '비정형 선상피세포'와 '상피내선암종'으로 나오면 반드시 산부인과에 가서 조직검사와 함께 진료를 받아야 합니다. '상피이형성증', '자궁경부 상피내종양'의 경우는 암으로 가는 전단계, 즉 전암 병변인데 조기에 발견되면 원추절제술 등과 같이 비교적 간단한 수술로도 치료가 가능합니다. 이처럼 경우의 수가 복잡하므로 의료진과 상의하세요.

인유두종바이러스 검사

자궁경부세포도말검사를 할 때 인유두종바이러스 검사를 함께 실시하면 자궁경부암 진단에 조금 더 도움이 될 때도 있습니다. 자궁경부세포도말검사를 할 때 얻어낸 검체에서 추가로 바이러스 검사를 하게 됩니다.

자궁경부암과 관련이 있는 아형(항원이 다름)을 고위험 인유두종바이러스로, 관련이 없는 것을 저위험 인유두종바이러스로 나누는데, 고위험 인유두종바이러스에 감염된 후 이르면 5~10년 후 자궁경부암이 생기기 시작한다고 알려져 있습니다. 따라서 고위험 인유두종바이러스가 양성이면 자궁경부세포도말검사와 종합적으로 판단하여 추가검사를 할지 결정합니다.

골반초음파

골반초음파 검사는 자궁이나 난소에 혹이 있는지 확인하는 검사법입니다. 집안에 난소암 발병 내력이 있거나 임신을 위해 약을 복용한 적이 있는 경우, 폐경 이후 여성호르몬 제제를 사용한 경우에는 난소암이 생길 위험이 올라갑니다.

[골반초음파]

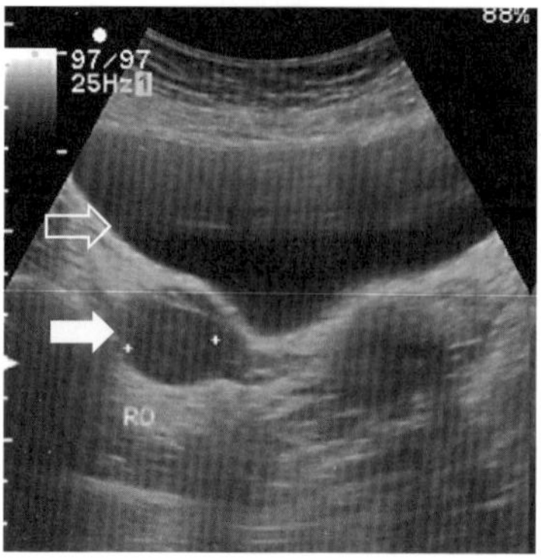

남성에서의 전립선초음파와 비슷하네요. 방광(빈 화살표) 아래로 난소(흰 화살표)가 보입니다.

초음파로 자궁의 혹(대개 자궁근종)이나 난소의 크기도 잴 수 있고 1 cm 미만의 작은 혹도 발견할 수 있습니다. 복부초음파 검사 때보다 위치를 조금 더 내려 아랫배에서 골반초음파 검사를 할 수도 있지만, 자궁과 난소 주위를 자세히 보기 위해 질초음파 검사를 할 수도 있습니다. 만약 이상이 있는 경우에는 산부인과 진료를 받고 추가로 CT나 MRI 검사를 할 수 있습니다.

종양표지자

난소암일 때 CA-125라는 종양표지자 수치가 올라갈 수 있습니다. 하지만 대부분의 종양표지자와 마찬가지로 암이 아니어도 자궁근종이나 자궁내막증인 경우에도 올라갈 수 있습니다. 또한 난소암이 아닌 다른 암, 즉 췌장암, 대장암이 있을 때에도 올라갈 수 있습니다.

따라서 이 수치만으로 판단하지 말고 초음파 검사 등 다른 검사 결과와 연계하여 판단하는 것이 중요합니다. 예를 들어 골반초음파 검사에서 특별한 이상이 없거나 난소낭종과 같이 단순 물혹으로 확인되면 대개 추가검사를 하지 않아도 되지만, 혹이 발견될 경우에는 산부인과 진료를 받고 추가로 CT나 복강경 검사 등을 실시할 수 있습니다.

010

갑상선암 검사

갑상선은 목 앞에 위치하고 있습니다. 나비넥타이처럼 오른쪽과 왼쪽, 그리고 그 사이를 연결하는 부위가 있죠. 여기에 생기는 암이 갑상선암인데, 최근 뉴스에 가장 많이 오르내리는 암이기도 합니다. 우리나라 여성에서 발생하는 암 1위에 올라섰고요.

갑상선암에는 여러 종류가 있는데, 우리나라에서 발병하는 갑상선암의 90% 이상이 갑상선유두암입니다. 거북이암이라는 별명처럼 대부분의 갑상선암은 천천히 자라고 거의 대부분 완치되기 때문에 비교적 걱정이 덜 되는 편입니다.

영상의학적 검사에서 갑상선에 있는 혹을 결절이라고 부를 때가 많습니다. 결절이란 작은 혹을 뜻하는데, 낭성 결절은 물혹처럼 생긴 결절이고 순수 물혹은 낭종이라고 합니다. 낭종은 대부분 양성이기 때문에 암일 가능성이 낮습니다. 따라서 치료를 하지 않고 두고 봅니다. 하지만 낭종이 아닌 결절은 크기나 모양에 따라 그냥 지켜볼지, 추가 검사를 할지, 치료를 할지 결정합니다.

[갑상선과 부갑상선]

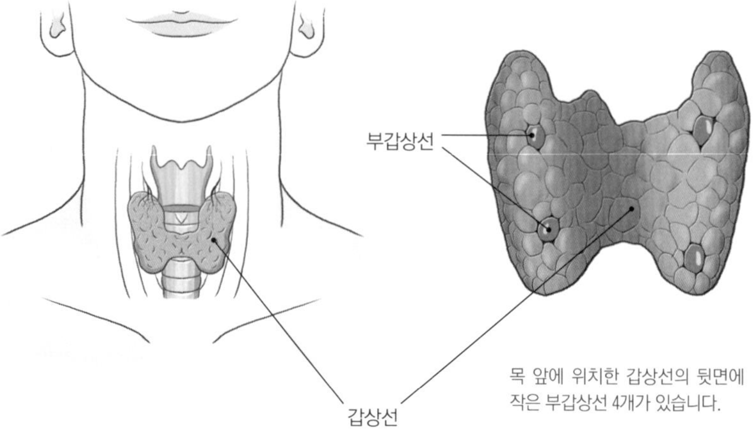

갑상선초음파

갑상선에 혹이 있는지 여부를 확인하는 데에는 CT나 MRI보다 초음파 검사가 뛰어납니다. 과거에는 목 앞에 혹이 튀어나와 보이거나 만져질 때 뒤늦게 조직검사를 했지만, 요즘에는 갑상선초음파가 보급되면서 만져지지 않거나 겉으로 보이지 않는 작은 혹도 쉽게 찾아낼 수 있습니다. 집안에 갑상선암 내력이 있거나 목 주위에 방사선을 많이 쬔 병력이 있다면 갑상선초음파를 하는 것이 도움이 됩니다.

그런데 갑상선초음파를 하면 혹이 발견되는 경우가 꽤 많습니다. 평소 아무런 증상이 없어도 갑상선초음파를 받은 사람의 3~4명 중 1명꼴로 혹이 보일 수 있거든요. 결론부터 말하면 혹이 있다고 해서 모두 암은 아닙니다. 초음파 검사에서 혹이 주위의 정상 갑상선 조직에 비해 유난히 검고 세로가 긴 모양일 때, 마치 분필가루처럼 하얗게 보일 때(이

[갑상선초음파]

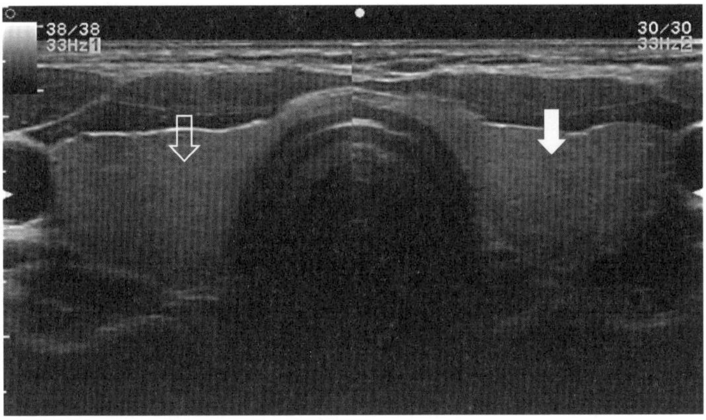

갑상선은 오른쪽(빈 화살표)과 왼쪽(흰 화살표)으로 나뉘고 가운데가 얇은 부위로 연결되어 있습니다. 갑상선에 혹이 보이지 않는 정상 초음파 소견입니다.

것을 석회화라고 하죠), 혹의 가장자리 경계가 불분명할 때, 혹이 갑상선을 싸고 있는 막을 뚫고 나오는 것처럼 보일 때에는 추가검사로 갑상선 세침흡인세포검사를 권합니다. 이런 경우에 해당하는 모양이 아니어도 순수한 물혹이 아니면서 크기가 큰 경우에도 추가검사를 권하기도 합니다.

갑상선 세침흡인세포검사

갑상선에서 세포를 얻어내는 검사인데 기술이 발달해서 다른 조직검사처럼 큰 살점을 떼어내지 않아도 되므로 별로 힘들지 않습니다. 피를 뽑을 때 사용하는 정도의 가느다란 바늘로 세포 일부만 조금 얻어내면 되거든요. 이것을 가느다란 침(미세한 침)을 찔러 세포를 빨아들인다고 하여 갑상선 세침흡인세포검사라고 하고, 여기서 얻은 세포를 현미경으

[갑상선 결절]

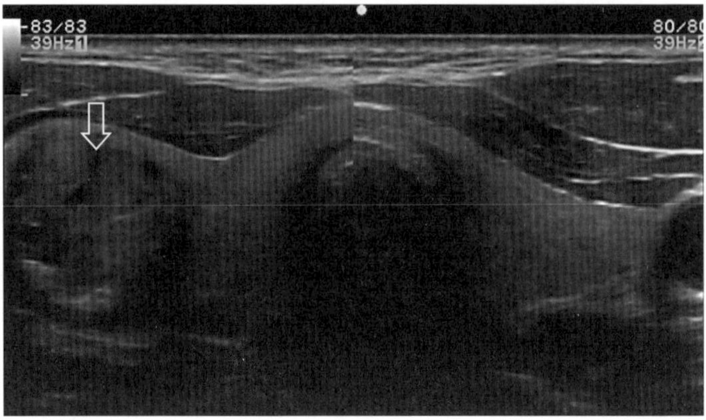

갑상선초음파에서 갑상선 오른쪽에 결절이 보이네요(빈 화살표). 결절의 모양과 크기에 따라 세포를 얻을지 결정하게 됩니다.

로 확인해 진단을 하게 됩니다.

갑상선 세침흡인세포검사는 초음파를 보면서 의심되는 부위에서 검사를 진행하기 때문에 비교적 안전하고 빨리 끝납니다. 검사를 마친 후에는 의료진의 지시에 따라 바늘을 찔렀던 부위를 꾹 눌러 지혈하면 됩니다.

검사 결과는 대부분 양성 결절 또는 악성(갑상선암)이나 악성 의심으로 나옵니다. 양성 결절로 나오면 정기적으로 초음파 검사를 통해 갑상선 결절의 모양이나 크기가 변하는지 관찰하고, 악성으로 나오면 거의 대부분 수술을 받게 됩니다.

그런데 이것 외에 비진단적(불충분) 또는 비정형 결절로 나오는 경우도 있습니다. 비진단적이란 검사를 잘 마쳤지만 현미경으로 판독하기에는 세포가 충분하지 않은 경우입니다. 그리고 비정형 결절은 정상으로

[갑상선 세침흡인세포검사]

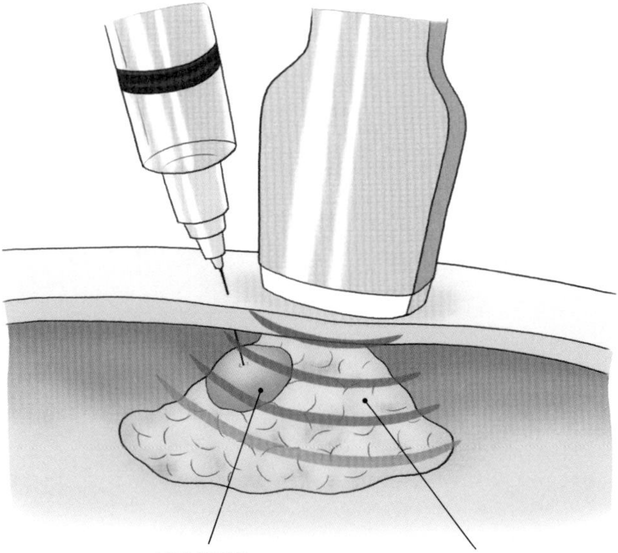

초음파로 보면서 가느다란 주사침을 찔러 갑상선 결절에서 세포를 얻습니다.

간주하기에는 세포 모양 등이 이상해 보일 때를 말하고 이때도 암일 가능성이 5~15% 정도는 되기 때문에 대개 다시 한 번 갑상선 세침흡인세포검사를 반복할 것을 권합니다.

011

전립선암 검사

남성에게는 소변이 내려가는 길목에 전립선이라는 기관이 있습니다. 중년이 되면 전립선이 부어 소변을 보기 어려운 전립선비대증이 생기기 쉽습니다. 소변을 보려고 화장실에 가도 한참 뒤에 소변이 나오거나 소변을 본 뒤에도 개운하지 않을 수 있습니다. 또한 소변줄기가 약해지기도 하고 자다가도 몇 차례 잠에서 깨어 소변을 보러 가기도 합니다. 전립선비대증으로 일상생활이 불편할 만큼 증상이 심하면 약을 처방받거나 심지어 수술을 받기도 합니다. 그런데 문제는 간혹 전립선암일 수도 있다는 점입니다.

비뇨기과에서는 의사가 환자의 항문 속으로 손가락을 넣어 직장벽을 통해 전립선이 얼마나 부었는지, 혹이 만져지지 않는지 검사를 하기도 합니다. 이것을 직장손가락검사 또는 직장수지검사라고 하죠. 그러면 건강검진에서는 보통 어떤 검사를 할까요?

전립선특이항원(PSA)

앞서 피를 뽑아 확인하는 다양한 종양표지자에 대해 얘기했는데요. 대부분 실제 암이 없어도 있는 것처럼 나오는 위양성이 적지 않다고 했지요. 그래도 종양표지자 가운데 암의 조기 진단에 도움이 많이 되는 것을 꼽자면 앞서 소개한 간암에서 알파태아단백(AFP)과 바로 전립선암에서 전립선특이항원(prostate-specific antigen, PSA)을 들 수 있습니다.

전립선특이항원은 나이가 들수록, 전립선비대증만 있어도 수치가 올라갑니다. 전립선염이나 전립선경색에서도 올라갈 수 있고요. 하지만 일정 수준 이상으로 계속 오르면 꼭 전립선암을 의심해 보아야 합니다.

전립선초음파

비뇨기과에서는 직장손가락검사처럼 항문 속으로 기구(탐촉자)를 넣어 초음파 검사를 하는 경우가 대부분이고, 건강검진에서는 보통 전립선초음파를 할 때 아랫배를 통해 검사를 합니다.

아랫배를 통해 전립선을 보려면 앞쪽에 있는 방광을 통해 전립선을 관찰해야 하므로 방광을 소변으로 채워야 합니다. 초음파는 공기가 있으면 속수무책이기 때문에 방광을 액체로 채우는 것이죠. 초음파로 전립선이 얼마나 커졌는지 측정할 수 있고 그 안에 혹이 있는지 확인도 가능합니다. 혹이 의심되면 비뇨기과 의사에게 진료를 받아야 합니다.

전립선비대증의 경우 초음파로 측정한 전립선의 크기도 중요하지만

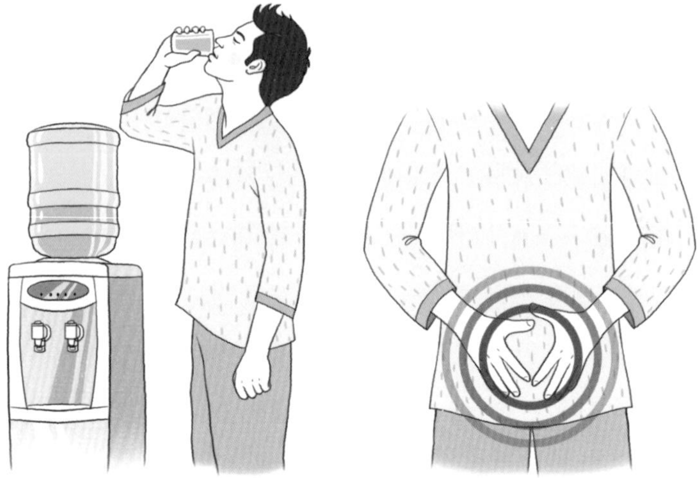

[전립선초음파]

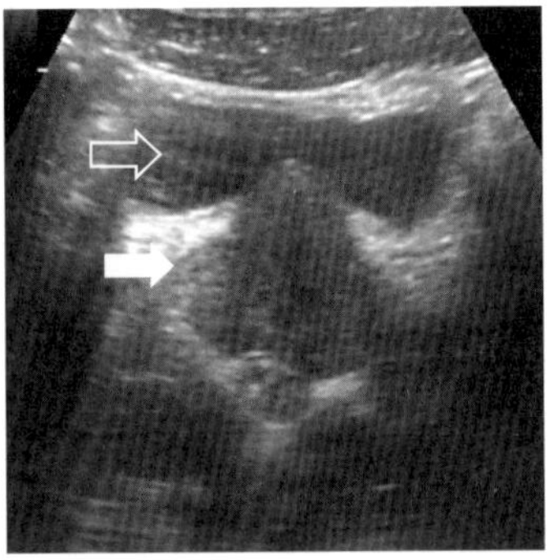

검게 보이는 방광(빈 화살표) 아래로 전립선(흰 화살표)이 보이네요. 전립선이 커져서 방광 안으로 삐죽 나온 전립선비대증 소견입니다.

무엇보다도 평소 느끼는 증상이 중요합니다. 소변 줄기가 약하고 가늘어졌다, 소변을 보고나도 남아있는 느낌이 있다, 소변을 시원하게 보지 못한다, 자주 잠에서 깨어 소변을 보러 간다 등의 증상이 있으면 전립선초음파 검사에서 특별한 이상이 없더라도 비뇨기과 진료를 받기 바랍니다.

012

신장암/방광암 검사

콩팥(신장)은 주먹 크기 정도인데 양쪽 옆구리에 하나씩 있습니다. 소변이 만들어져 배설되는 과정을 살펴보면, 먼저 콩팥에서 소변이 만들어지고 요관을 따라 방광에 모인 뒤 요도를 통해 나오게 됩니다. 그런데 종종 콩팥이나 방광 안에 혹이 생기는 경우가 있습니다.

신장암은 여성보다 남성에서, 그리고 50대 이후에 주로 생깁니다. 혹이 작으면 아무런 증상이 없을 수 있지만 꽤 커지면 소변에 피가 섞여 나오거나 옆구리에 통증이 생길 수 있고 체중이 빠지기도 합니다. 마찬가지로 방광암이 있을 때에도 혹이 커지면 소변에 피가 섞여 나오거나 아랫배가 아플 수 있고 소변을 볼 때 통증이 생기기도 합니다.

소변검사(요검사)

가장 간편히 할 수 있는 검사입니다. 소변으로 피가 섞여 나오면 소변이 붉게 보이기도 하지만 대개 이 정도라면 건강검진을 받기 전에 대개는 진료실을 찾겠지요. 이런 경우는 주로 콩팥부터 방광까지 소변이 내려가는 길에 생긴 돌, 즉 요로결석일 겁니다.

그런데 우리 눈에는 보이지 않지만 현미경으로 보면 소변에 피가 비치는 경우가 있어요. 이것을 현미경적 혈뇨라고 합니다. 이때도 요로결석이 원인인 경우가 많지만 다른 원인도 있습니다. 가령 억지로 소변을 모은 경우, 여성에서 생리 전후, 검사 전 심한 운동을 한 경우, 콩팥을 구성하는 사구체에 생긴 사구체신염과 요도에 생긴 염증이나 감염 때문에 혈뇨가 생길 수 있거든요. 이 가운데 신장암이나 방광암도 원인일 수 있으니 추가로 영상의학적 검사를 할 수 있습니다. 반면에 신장암이나 방광암이 있더라도 소변검사가 정상으로 나올 수도 있기 때문에 필요하면 역시 영상의학적 검사를 하게 됩니다.

초음파

건강검진에서 가장 많이 시행하는 복부초음파 검사에서 간, 쓸개, 췌장, 비장뿐만 아니라 콩팥도 함께 보는 경우가 많습니다. 이때 콩팥에 모양이 심상치 않은 혹이 있어 추가로 CT 검사를 한 결과 신장암으로 나올 때도 더러 있습니다.

남성의 전립선초음파 검사나 여성의 골반초음파 검사에서 우연히 방광 속 혹이 발견되는 경우도 있습니다. 이렇게 혹이 발견되면 비뇨기과 진료를 받기 바랍니다. 비뇨기과에서 요도 속으로 기구를 넣어 방광 내부를 들여다보면서 조직검사를 하기도 합니다.

[신장초음파와 CT]

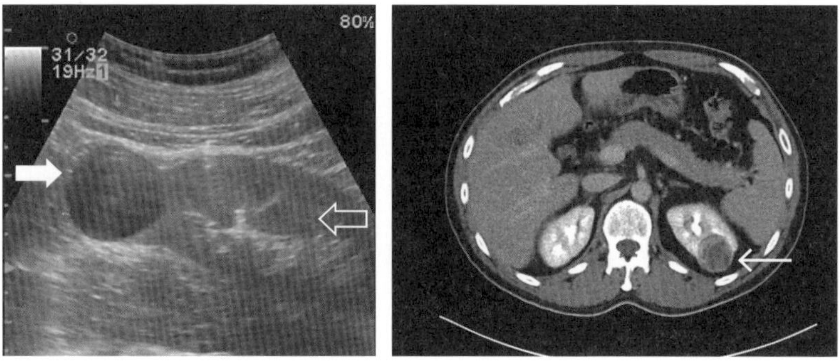

신장초음파에서 콩팥(빈 화살표)에 물혹(흰 화살표)이 보입니다(왼쪽 사진). 또 다른 분의 복부 CT에서는 왼쪽 콩팥에 혹(작은 화살표)이 발견되었습니다(오른쪽 사진).

[방광초음파]

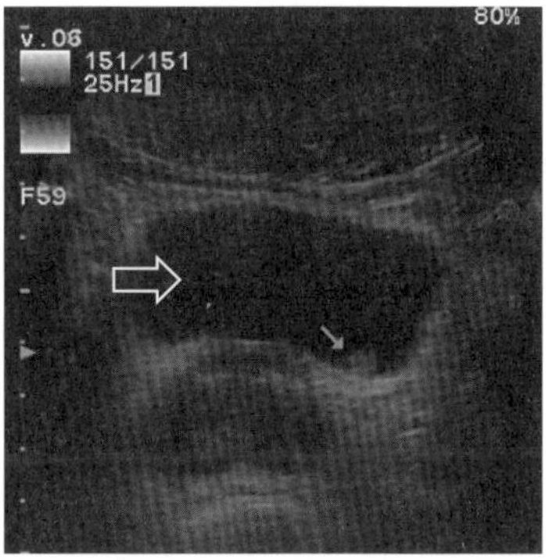

소변처럼 물이 차 있는 장기는 초음파에서 검게 보입니다. 검게 보이는 방광(빈 화살표) 안에 혹이 보이네요(작은 화살표).

013

췌장암 검사

스마트폰의 혁신을 불러온 스티브 잡스, 영화 〈사랑과 영혼〉의 남자 주연배우 패트릭 스웨이지. 이들은 모두 안타깝게도 각각 췌장의 신경내분비종양과 췌장암으로 세상을 떠났습니다. 췌장에 생기는 혹은 크기나 위치에 따라 배가 아프거나, 체중이 줄거나, 황달이 생길 수도 있지만 초기에는 대부분 증상이 없어 늦게 진단될 때가 많습니다.

췌장은 여러 소화효소를 만들어내 소화를 돕고 인슐린 등의 호르몬을 분비해 혈당을 조절해주는 역할을 하죠. 그래서 당뇨병이 있는 사람들이 췌장에 관심을 많이 갖습니다.

췌장초음파

췌장은 배 한가운데서 등 쪽을 향해 있으며 십이지장 뒤쪽으로 깊숙이 자리하고 있죠. 췌장 앞쪽으로 지나는 장 안에 공기가 있으면 초음파 검사로 잘 보이지 않습니다. 초음파는 공기에 약하니까요. 또한 복부지방이 많을 때에도 초음파로 췌장을 충분히 관찰하는 것이 쉽지 않습니다.

마른 사람일수록, 검사 당일 장속에 공기가 적을수록 초음파로 췌장을 관찰하기 좋습니다.

[췌장초음파]

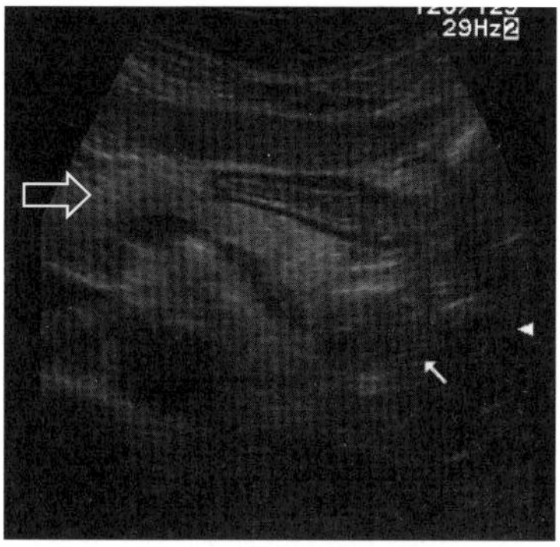

복부초음파에서 췌장(빈 화살표)의 끝 부분에 혹이 관찰되었습니다(작은 화살표). 그런데 초음파에서는 뱃살과 장 안의 가스에 가려 췌장이 잘 안 보이는 경우가 있습니다.

복부 CT와 MRI

췌장에 혹이 있을까 걱정이 되는데 췌장초음파로 충분히 확인되지 않을 때에는 췌장을 중심으로 복부 CT를 해볼 수 있습니다. 그렇다고 매번 방사선을 사용하는 복부 CT를 권하지는 않습니다. 간혹 당뇨병이 있는데 갑자기 혈당 조절이 안 되는 경우에는 췌장암이 원인일 수도 있기 때문에 CT 검사가 도움이 되기도 합니다.

MRI 검사도 췌장을 확인하는 데 도움이 될 수 있습니다. CT나 MRI에서 췌장에 작은 혹이 의심될 경우 대학병원에서는 내시경 끝에 초음파가 달린 특수한 장비를 이용해 정밀검사를 하기도 하고 필요하면 조직검사를 함께 실시합니다.

종양표지자

췌장암에서는 여러 종양표지자 가운데 CA19-9 수치에 주목합니다. 췌장암의 크기가 클수록 이 수치가 올라갑니다. 문제는 대부분의 종양표지자처럼 췌장암의 크기가 작은 초기에는 정상 수치일 수도 있고, 반

[췌장 CT]

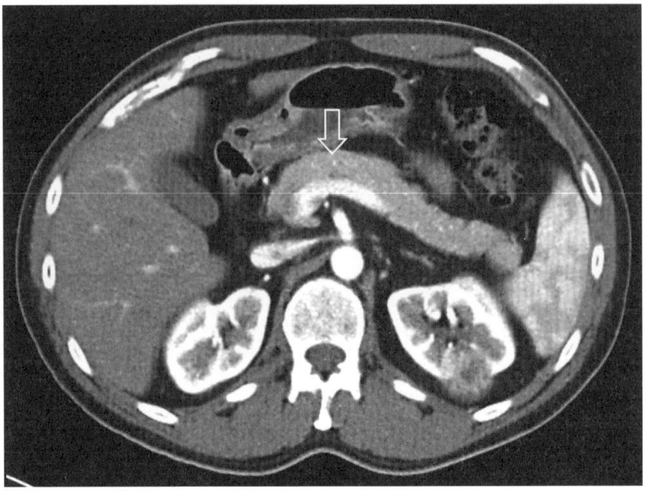

초음파에서 췌장이 잘 보이지 않는 경우에도 복부 CT에서는 췌장을 확인할 수 있습니다(빈 화살표).

대로 췌장암이 아닌데도 수치가 올라갈 수 있죠. 따라서 이 수치만으로 췌장암이 있다고 섣불리 진단하지 말아야 합니다. 앞서 설명한 복부초음파나 복부 CT, MRI 등의 소견과 맞춰보고 그래도 의심이 되면 진료를 받아야 합니다.

PART

03

혈관 검진 사용 설명서

001

고혈압 검사

우리나라 성인에서 3~4명 중 1명은 고혈압이 있습니다. 이렇게 흔한 질환인데도 혈압이 정확히 얼마부터 고혈압인지 모르는 사람들이 많습니다.

아래 표를 보세요. 혈압이 130/90 mmHg이면 고혈압일까요?

[고혈압 진단 기준]

분류		수축기혈압(mmHg)		이완기혈압(mmHg)
정상 혈압		〈 120	그리고	〈 80
주의 혈압		120~129	그리고	〈 80
고혈압 전단계		130~139	또는	80~89
고혈압	1기	140~159	또는	90~99
	2기	160	또는	100

그렇습니다. 심장이 수축할 때의 혈압인 수축기혈압이 140 mmHg 또는 이보다 높을 경우, 심장이 늘어날 때의 혈압인 이완기혈압이 90 mmHg 또는 이보다 높을 경우 고혈압입니다. **따라서**

위의 경우 고혈압에 해당하죠. 혈압이 오르면 수치에 따라, 다른 동반 질환에 따라 약물치료를 시작해야 할 수도 있으니 진료를 받아야 합니다. 다만 혈압은 수시로 변하기 때문에 안정 상태에서 2회 이상 높아야 고혈압이라 할 수 있습니다.

반면에 원래부터 저혈압이라고 생각하는 사람들도 있죠. 혈압이 110/70 mmHg면 저혈압인 줄 압니다. 하지만 높은 혈압(수축기혈압)이 120 mmHg 미만이면서 낮은 혈압(이완기혈압)이 80 mmHg 미만이면 정상 혈압입니다. 실제로 문제가 될 정도의 저혈압은 별로 없습니다. 다만 주로 노인에서 앉았다 일어날 때 피가 아래로 쏠리며 일시적으로 혈압이 낮아지는 현상인 '기립성 저혈압' 또는 '자세성 저혈압'은 종종 있습니다. 특히 소변을 시원하게 보지 못하는 전립선비대증으로 약물치료 중인 남성에서 약 때문에 기립성 저혈압이 생길 수 있습니다.

주의 혈압 또는 고혈압 전단계

고혈압은 수축기혈압이 140 mmHg부터이거나 이완기혈압이 90 mmHg부터였죠. 정상 혈압은 수축기혈압 120/80 mmHg 아래였고요. 그런데 고혈압과 정상 혈압 사이에 들어가는 경우를 주의 혈압 또는 고혈압 전단계라고 합니다. 음식을 싱겁게 먹고, 꾸준히 유산소운동을 하며, 체중을 줄이는 노력을 하지 않으면 고혈압으로 발전하기 쉬운 단계입니다. 이번에 주의 혈압 또는 고혈압 전단계 판정을 받았다면 다음 검진에서 혈압 수치에 더 관심을 가져보기 바랍니다.

백의 고혈압

집에 혈압계가 있어 측정했을 때에는 괜찮았는데 이번 검진에서만 혈압이 높다고요? 흰 가운만 보면 자신도 모르게 긴장이 되고 혈압이 오르는 '백의 고혈압'이란 것이 있습니다. 정말 집에서 잰 혈압은 정상인데 검진 또는 병의원과 보건소에서 측정한 혈압이 높다면 백의 고혈압일 가능성이 있죠.

집에서 잰 혈압도 충분히 의미가 있지만 백의 고혈압인지 모호할 경우에는 하루 종일 혈압을 재는 검사법인 24시간 활동혈압 측정을 해볼 수 있습니다. 혈압계를 팔에 감고 평소와 같이 하루 동안 생활하면 낮에는 30분마다, 밤에는 1시간마다 혈압이 측정되면서 기록됩니다.

002

당뇨병 검사

혈당이란 혈액 속의 포도당 수치를 말합니다. 식사 후에는 혈당 수치가 오르기 때문에 저녁식사 후 아무 것도 먹지 않고 그 다음 날 아침 공복 상태에서 혈당을 측정하도록 합니다. 이렇게 측정한 공복혈당 수치가 126 mg/dL이거나 이보다 높으면 당뇨병입니다. 그런데 혈당은 검사 전에 먹었던 음식의 양이나 종류, 운동량에 따라 변합니다. 혈당 수치가 이 수치 근처라면 다른 날 한 번 더 측정을 해서 두 번 모두 이 수치 이상이어야 당뇨병이라 할 수 있어요.

건강검진에서야 공복 상태로 검사를 하겠지만 식사를 했든 안 했든 아무 때나 측정한 혈당이 200 mg/dL 이상이면서 당뇨병 증상이 있어도 당뇨병에 해당합니다. 당뇨병의 대표적인 증상은 물을 많이 마시고(다음), 소변을 많이 보며(다뇨), 이유 없이 살이 빠지는(체중감소) 것입니다.

이 외에 당화혈색소 검사를 하기도 합니다. 마찬가지로 팔에서 채혈을 하는 혈액검사인데, 최근 3개월 동안 혈당이 어느 정도였는지를 가늠하는 검사법입니다. 이 당화혈색소 수치가 6.5%이거나 이보다 높으면 당뇨병이라 할 수 있습니다.

[당뇨병의 대표 증상]

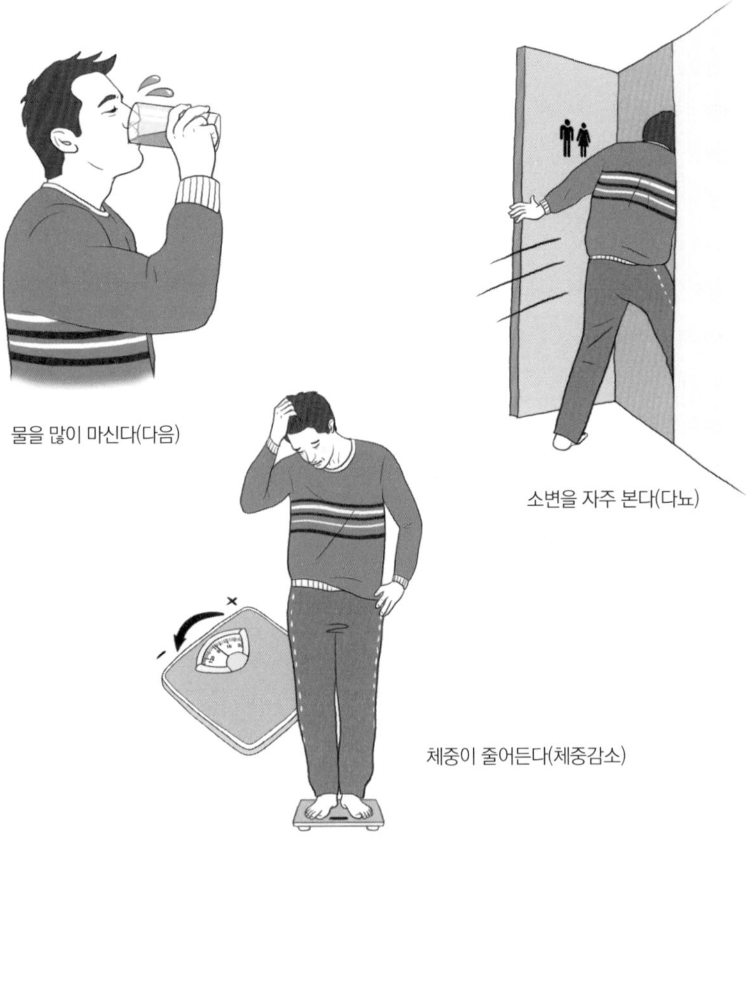

물을 많이 마신다(다음)

소변을 자주 본다(다뇨)

체중이 줄어든다(체중감소)

당뇨병 전단계(전당뇨병), 공복혈당장애, 내당능장애

정상 혈당은 공복혈당 수치가 두 자리 수일 때입니다. 즉, 100 mg/dL부터는 당뇨병까지는 아니더라도 정상 혈당 수치보다는 높은 것이죠. 이처럼 공복혈당 수치가 100~125 mg/dL 사이인 경우 공복혈당에 이상이 있다는 뜻으로 '공복혈당장애'라고 합니다. 정상 혈당과 당뇨병 사이의 중간지대죠.

자주 실시하는 검사는 아니지만 집안에 당뇨병 내력이 있거나 과체중 또는 비만인 경우, 운동을 잘 하지 않는 경우 등에서 공복에 75 g의 포도당이 들어간 검사용 용액을 마신 뒤 2시간 째 혈당검사를 하기도 합니다. 이를 75 g 경구당부하검사라고 하는데 이 수치가 200 mg/dL를 넘어도 당뇨병입니다. 또한 140~199 mg/dL 사이면 식후 오르는 혈'당'을 감'내'하는 '능'력에 이상이 있다는 뜻에서 '내당능장애'라고 부릅니다. '공

[당뇨병 전단계]

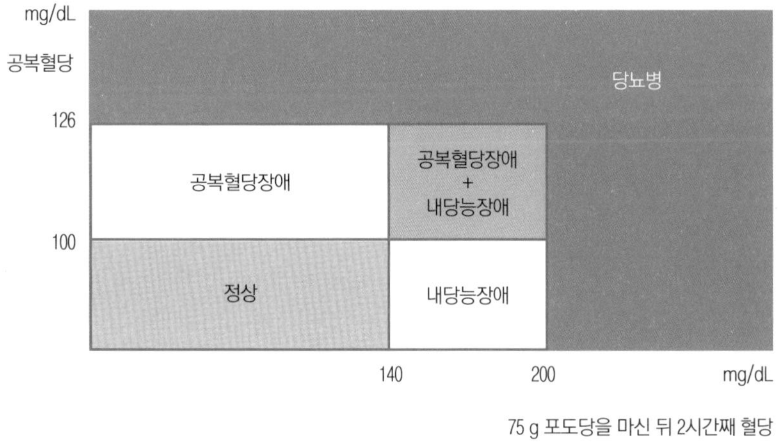

복혈당장애' 또는 '내당능장애'에 속하면 당뇨병 전단계 또는 전당뇨병이라고 부릅니다.

당뇨병 전단계는 신호등으로 따지면 노란불입니다. 지금 당장 약물치료가 필요한 단계는 아니더라도 식사조절과 운동, 체중감량 등 좋은 생활습관으로 바꾸지 않으면 당뇨병이라는 빨간불이 켜집니다. 반대로 관리를 잘 하면 다시 정상 수치로 좋아져 파란불이 켜질 수 있죠.

003

콜레스테롤 검사

혈관벽에 콜레스테롤이라는 기름기가 쌓이면 혈관이 좁아지게 됩니다. 하필이면 좁아진 혈관이 생명에 중요한 심장혈관이나 뇌혈관이라면 조마조마하겠죠? 그만큼 혈관 속으로 떠돌아다니는 콜레스테롤의 수치는 중요합니다. 물론 콜레스테롤이 무조건 몸에 나쁜 것은 아닙니다. 세포막을 구성하는 역할도 하고 호르몬을 만드는 데에도 쓰이기 때문이죠. 하지만 콜레스테롤 수치가 너무 높으면 갈 곳을 잃어 결국 혈관벽 안에 쌓여 말썽을 일으킵니다.

여기서 문제를 일으키는 콜레스테롤이 바로 몸에 나쁜 콜레스테롤인 '저밀도지단백(LDL) 콜레스테롤'입니다. 이에 반해 혈관에 좋은 역할을 하는 것은 '고밀도지단백(HDL) 콜레스테롤'이고요. 우리가 보는 수치 중에는 '트리글리세라이드(triglycerides)'라고 하는 중성지방도 있습니다. 대부분 콜레스테롤 수치라고 하면 '총 콜레스테롤' 수치만 눈여겨보지만 이보다 저밀도지단백 콜레스테롤인 LDL 콜레스테롤 수치가 훨씬 더 중요합니다.

이상지질혈증, 고지혈증, 고콜레스테롤혈증

예전에는 콜레스테롤 수치가 높으면 문제가 된다는 의미에서 고콜레스테롤혈증 또는 고지혈증이라고 불렀습니다. 하지만 몸에 좋은 HDL 콜레스테롤 수치는 높을수록 바람직한데, 무조건 수치가 높다고 고콜레스테롤혈증 또는 고지혈증이라고 부르면 오해하기 쉽죠. 그래서 요즘에는 콜레스테롤 수치가 건강에 문제가 되는 상황, 즉 LDL 콜레스테롤이나 중성지방 수치가 높거나 몸에 좋은 HDL 콜레스테롤 수치가 낮을 때 지질 수치에 이상이 있다고 하여 '이상(異常)지질혈증'이라 부르는 것을 더 선호합니다.

앞으로는 총 콜레스테롤 수치가 정상 범위 안에 있더라도 LDL 콜레스테롤, HDL 콜레스테롤, 중성지방 등 각각의 수치를 눈여겨보기 바랍니다.

그럼 LDL 콜레스테롤 수치가 높다고, 중성지방 수치가 높다고, HDL 콜레스테롤 수치가 낮다고 해서 무조건 약을 먹어야 할까요? 그렇지 않습니다. 수치가 얼마나 높은지, 심장혈관에 문제가 있거나 당뇨병이 있는지 등 다른 위험요인이 있는지를 고려해서 약을 먹을지를 결정합니다. 가령 당뇨병이 있는데 LDL 콜레스테롤 수치가 100 mg/dL를 넘으면 약물치료를 시작해야 합니다.

중성지방 수치는 술을 마시거나 비만인 경우, 밥, 떡, 빵, 국수, 밀가루 음식, 감자, 고구마 등 탄수화물을 많이 섭취한 경우에 높아질 수 있습니다. 갑상선기능이 떨어진 경우에도 오를 수 있고요. 이처럼 중성지방 수치가 높아진 원인을 교정하면 좋아지기도 하고, 빠르게 걷기, 조깅, 자전거 타기, 수영, 등산과 같이 땀이 나는 유산소운동을 해도 중성지방 수치가 낮아질 수 있습니다. 원래 중성지방의 정상 수치는 150 mg/dL 아래인데 500 mg/dL를 넘으면 췌장에 심한 염증이 생겨 갑자기 배가 아프게 되는 급성 췌장염을 일으킬 수 있으므로 이때는 중성지방 수치를 낮추는 약을 써야 합니다.

[계산 공식 표]

$$\text{LDL 콜레스테롤} = \text{총 콜레스테롤} - \text{HDL 콜레스테롤} - \frac{\text{중성지방}}{5}$$

(각 검사항목 농도 값의 단위: mg/dL)

[한국인의 이상지질혈증 진단기준]

지질	수치(mg/dL)	상태
LDL 콜레스테롤	≥ 190	매우 높음
	160~189	높음
	130~159	경계
	100~129	정상
	〈 100	적정
총 콜레스테롤	≥ 240	높음
	200~239	경계
	〈 200	적정
HDL 콜레스테롤	≥ 60	높음
	〈 40	낮음
중성지방	≥ 500	매우 높음
	200~499	높음
	150~199	경계
	〈 150	적정

004

심전도 검사

심장은 우리의 의지와 상관없이 쉬지 않고 열심히 뛰고 있습니다. 심장에서 전기적인 자극이 저절로 발생해 심장근육이 수축하도록 고루 퍼지기 때문입니다.

심전도 검사는 심장에서 나오는 전기적인 자극을 그래프로 나타내주는 검사입니다. 심전도 검사를 통해 심장박동이 규칙적인지, 심장의 벽이 두꺼워졌는지, 심장혈관이 좁아져 있는지 등을 가늠할 수 있습니다. 팔다리와 가슴에 전극을 붙이고 가만히 누워 있으면 검사는 금방 끝납니다.

맥박이 고르지 않은 경우를 '부정맥'이라고 합니다. 부정맥이 있다고 해서 모두 치료가 필요한 것은 아닙니다. 부정맥이 잠깐 생겼다 사라지기도 하고 계속되더라도 꼭 치료가 필요한 것은 아닙니다. 하지만 추가로 정밀검사나 약물치료, 시술 등이 필요한 부정맥도 더러 있습니다.

평소에 두근거림이 있었는데 심전도 검사에서 이상이 없다면 진료를 받은 후 하루 종일 심전도의 변화를 측정하는 24시간 심전도 검사를 할 수 있습니다. 가슴에 심전도 전극을 부착한 상태로 귀가해서 하루 동안 생활하고 기계를 가져와 컴퓨터로 분석하면 실제로 하루 중 부정맥이 있었는지 확인이 가능합니다.

서맥과 빈맥

운전을 하다가 학교 앞을 지날 때 '서행'이라는 표지판을 본적 있죠? 당연히 주행속도를 서서히 줄여 천천히 가라는 뜻입니다. 대개 사람의 심장박동은 1분에 60~100회 가량 뛰는데, 60회보다 느리면 '서맥'이라고 합니다. 아주 어릴 때에는 1분에 110~150회까지 뛰기도 하지만 나이가 들어감에 따라 1분에 평균 65~85회로 박동수가 줄어들게 됩니다.

심장박동수는 여러 요인에 의해 영향을 받습니다. 긴장을 하거나 운동 중일 때는 빨라지고, 몸과 마음이 편안한 상태이거나 수면 중에는 느려집니다. 심장의 전기적인 자극이 처음 시작되는 '동방결절'에서부터 박동이 느린 경우를 '동성서맥'이라 하는데, 건강검진에서 우연히 서맥이 확인된 경우는 대부분 증상이 없고 걱정할 필요도 없습니다. 건강한 사람도 서맥인 경우가 많고, 평소 운동으로 단련된 경우에도 심장박동수가 1분에 50회가 안 되는 경우가 많기 때문입니다. 또한 일부 혈압약은 심장박동을 느리게 하기도 하고 갑상선호르몬이 덜 만들어지는 갑상선기능저하증에서도 박동이 느려질 수 있습니다. 이처럼 아무런 증상이 없는 동성서맥에서는 특별히 치료가 필요하지

[심전도 검사]

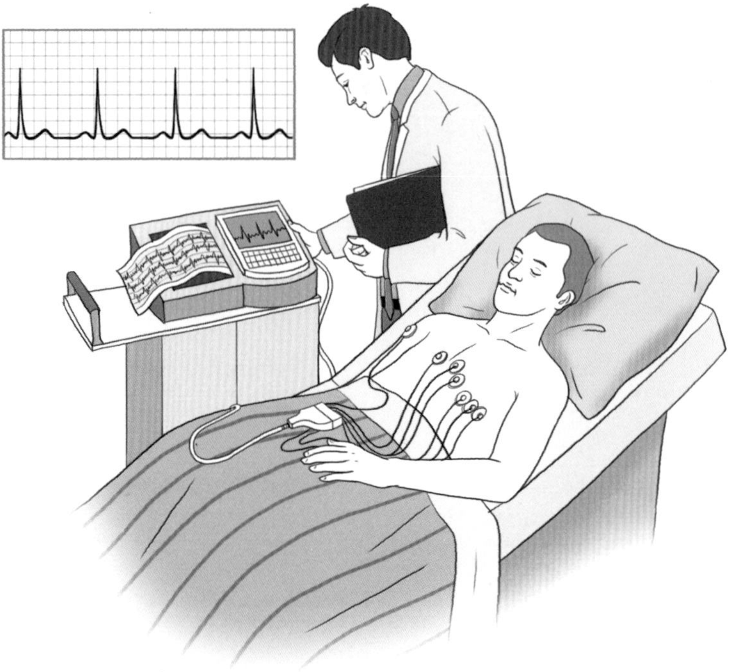

[동성서맥]

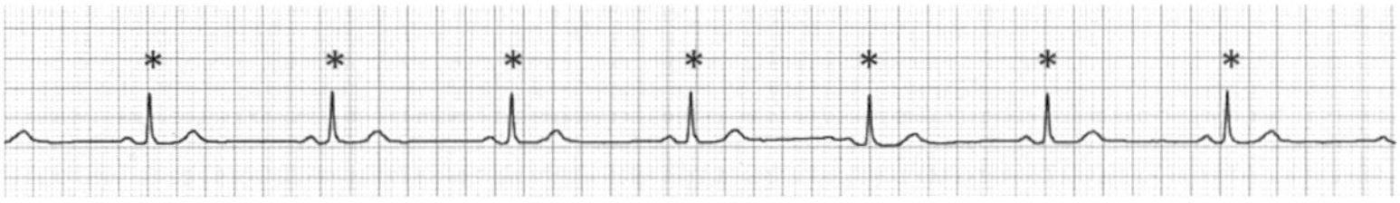

심전도인데 ∗ 표시한 곳이 심장이 뛸 때입니다. 심장이 천천히 뛰는 편에 속하는 동성서맥입니다.

[동성빈맥]

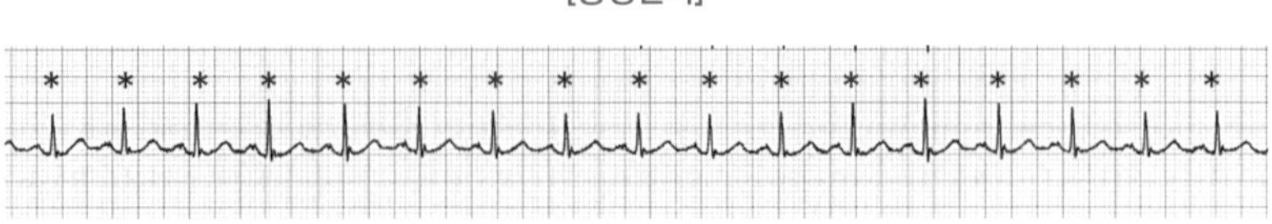

심전도인데 ∗ 표시한 곳이 빨리 나타나기 때문에 심장이 빨리 뛰는 동성빈맥입니다.

않지만 심장박동수가 너무 느려 어지러운 증상이 있다면 의료진과 상의하기 바랍니다.

서맥과 반대로 심장박동수가 1분에 100회 이상으로 빠른 경우를 '빈맥'이라고 합니다. 건강한 사람도 빨리 걷거나 달린 뒤에, 커피를 마신 뒤에, 불안하거나 초조할 때 심장박동수가 빨라질 수 있는데 이것을 '동성빈맥'이라고 하죠. 열이 나거나 통증이 있을 때, 탈수가 되거나 빈혈이 심할 때에도 빈맥이 생길 수 있습니다. 더위를 잘 못 참고, 땀이 잘 나며, 체중이 줄어든다면 빈맥의 원인으로 갑상선호르몬이 많은 상태인 갑상선중독증을 의심해 볼 수 있습니다. 편안한 상태에서도 심장박동이 1분에 100회 이상으로 빠르다면 진료를 받는 것이 좋습니다.

방실차단, 그리고 우각차단과 좌각차단

정상적으로 심장에서 전기적인 자극이 처음 생기는 곳은 심장의 오른쪽 심방 안에 위치해 있는 동방결절입니다. 여기에서 시작된 전기적인 자극은 중간에 방실결절이라는 곳을 경유해 심장의 왼쪽 다리(좌각)와 오른쪽 다리(우각)로 나뉘어 양쪽 심실로 전달됩니다. 전기가 흐르는 길을 철도라고 해봅시다. 서울(동방결절)을 떠난 기차가 대전(방실결절)을 거쳐 경부선(좌각)과 호남선(우각)으로 나뉘는 셈이죠.

심전도 결과에서 '방실차단'이라고 하면 동방결절에서 시작된 전기적인 자극이 방실결절로 가는 길목에 문제가 생겼다는 뜻입니다. 서울을 빠져나간 기차가 부산이나 광주는커녕 대전도 가기 전에 속도가 느려진 겁니다.

[심장의 전기자극 전달경로]

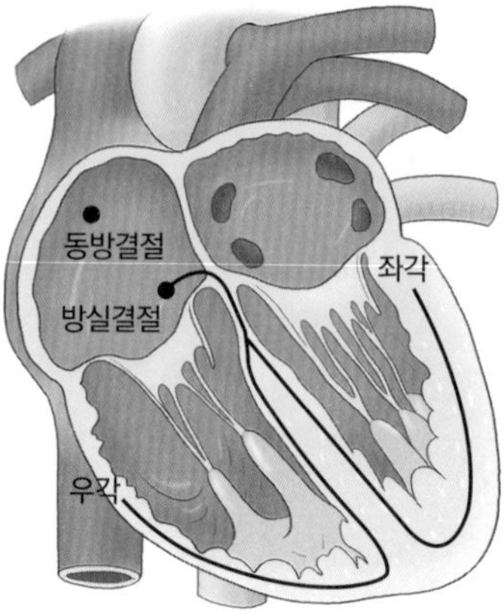

방실차단은 1도, 2도, 3도로 구분되는데, 1도 방실차단과 2도 방실차단의 일부는 치료하지 않아도 됩니다. 하지만 2도 방실차단의 나머지 일부와 특히 3도 방실차단은 증상이 없더라도 심장박동이 안정적으로 뛰도록 하기 위해 심박조율기를 몸 안에 넣는 시술을 받아야 합니다.

기차가 대전까지는 잘 왔는데 경부선(좌각)이나 호남선(우각)으로 내려가는 길에서 문제가 생길 수도 있습니다. 이때를 각각 '좌각차단'과 '우각차단'이라고 합니다. 각차단의 경우 심전도 검사에서 특정 부위 간격이 얼마나 넓어졌느냐에 따라 다시 불완전 또는 완전 차단으로 나누게 됩니다.

그런데 좌각차단이나 우각차단이 생기더라도 증상은 잘 생기지 않습니다. 우각차단은 대부분 추가검사 없이 지켜보면 되지만, 좌각차단의 경우 관상동맥질환이나 판막질환과 같은 심장질환이 동반되어 있는지 확인하기 위해 심초음파 검사 등 추가검사를 권합니다.

심방조기수축과 심실조기수축

가슴이 덜컹거리는 느낌이 잠깐 있다 사라지는 증상을 겪은 분이 있나요? 이런 증상의 대부분은 조기수축이 원인입니다. 규칙적으로 잘 뛰고 있던 심장박동 중간에 먼저 뛰는 것을 조기수축이라고 하죠. 심장은 크게 왼쪽과 오른쪽으로 나뉘고 각각 심방과 심실로 나뉘는데, 조기수축의 발생 부위에 따라 심방조기수축, 심실조기수축이라고 합니다.

평소에는 아무런 증상이 없었는데 건강검진 시 심전도 검사에서 우연히 발견되는 경우도 많습니다. 반대로 평소에는 덜컹거리는 증상이 있었는데 심전도에서는 정상으로 나오는 경우도 있고요. 심전도를 검사하

[심방조기수축]

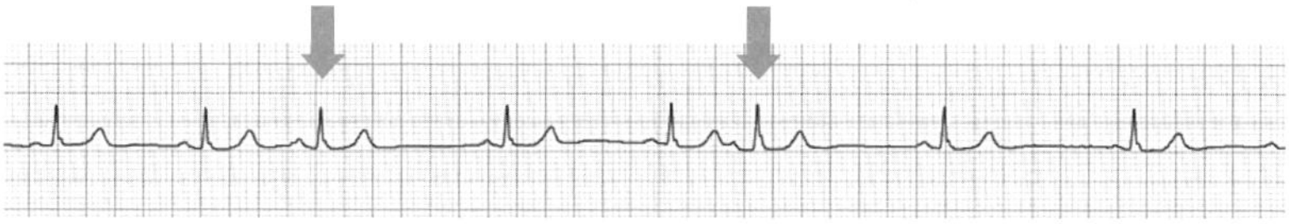

정상 맥박 사이사이에 심방에서 전기적인 자극이 미리 발생한 심방조기수축이 관찰됩니다(화살표).

[심실조기수축]

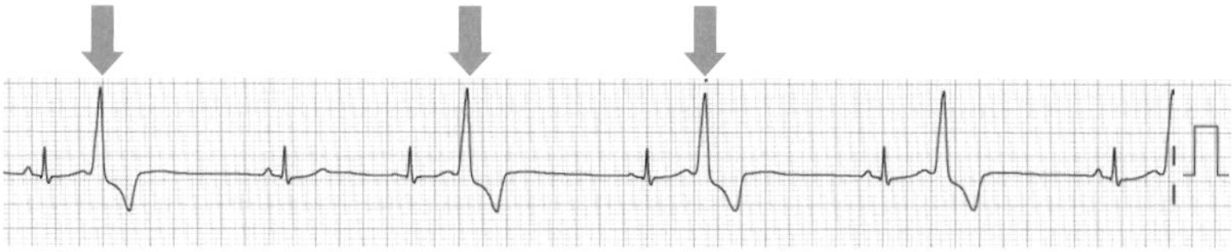

정상 맥박 사이사이에 심실에서 전기적인 자극이 미리 발생한 심실조기수축이 관찰됩니다(화살표).

는 짧은 찰나에 조기수축이 안 생기고 지나갈 수 있으니까요. 증상이 심하면 24시간 심전도 검사로 하루 종일 어떤 부정맥이 얼마나 자주 지나가는지 확인해 볼 수 있습니다.

아무튼 심방조기수축과 심실조기수축이 간혹 있고 증상이 없으면 치료가 필요하지 않지만 두근거림으로 평소에 많이 불편하다면 의사와 상의하세요.

심방세동

심전도에서 부정맥이 확인되더라도 치료가 필요하지 않은 경우가 많았습니다. 하지만 비교적 흔한 부정맥이면서 치료가 꼭 필요한 부정맥 가운데 하나로 '심방세동'이 있습니다.

심방세동은 심장박동이 매번 고르지 않은 것이 특징입니다. 심방세동이 오랜 기간 지속되면 심장 안에서 혈류의 흐름이 원활하지 않아 피떡(혈전)이 생길 수 있습니다. 이렇게 생긴 피떡이 어느 순간 떨어져 나가면 혈관을 떠돌아다니다 뇌혈관을 막아 뇌졸중(중풍)을 일으키거나 장혈관을 막아 배가 심하게 아플 수 있습니다.

[심방세동]

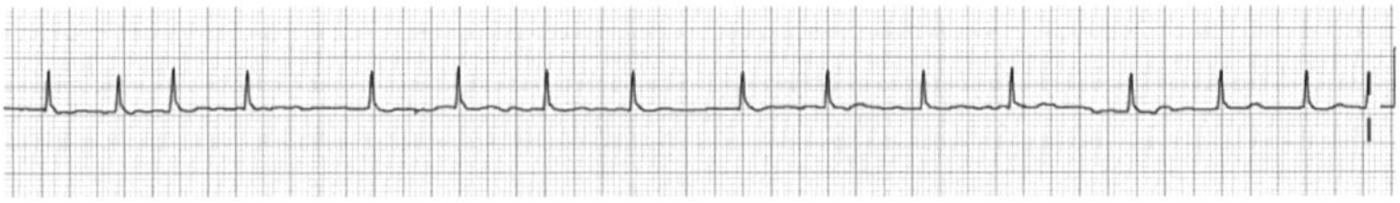

심장의 맥박이 매우 불규칙하지요. 뇌졸중이 생길 위험이 높은 심방세동입니다.

따라서 심방세동이 확인되면 평소 피떡이 생기지 않도록 피를 묽게 해주는 약을 써야 합니다. 특히 심방세동 환자가 심장박동수까지 빨라지면 혈압이 떨어지고 위험해질 수 있으므로 심장박동수 조절도 필요합니다. 간혹 심방세동이 생긴 원인이 갑상선기능항진증인 경우도 있기 때문에 갑상선기능검사를 하기도 합니다. 건강검진에서 심방세동이 진단되면 꼭 의사와 상의하기 바랍니다.

005

경동맥초음파와 심장초음파

평균수명이 80세까지 늘어났으니 우리 몸을 흐르는 혈관도 80년 동안 건강하게 유지해야 합니다. 지금 살고 있는 집에서 태어날 때부터 살아왔고 이렇게 80년간 그 집에서 계속 살 거라고 생각해 보세요. 우리 집에 들어오는 수도관이 긴 세월동안 말썽을 일으키지 않아야겠죠? 그러려면 중간 중간 수도관을 점검하고 조치를 취해야 할 겁니다.

수도관처럼 우리 몸을 흐르는 수많은 크고 작은 혈관도 잘 관리해야 합니다. 만약 혈관이 뇌나 심장과 같이 정말 중요한 곳에서 문제를 일으키면 생명이 위태롭거나 후유증이 심각할 수 있습니다. 뇌로 가는 혈관을 열어보고 그 안이 깨끗한지 속 시원히 들여다보면 좋겠지만 그 자체가 대수술이고 위험천만한 일일 수 있습니다. 혈관을 꺼내어 열어보지 않고도 혈관 상태를 알 수 있는 검사 가운데 초음파가 있습니다.

경동맥초음파

경동맥은 심장에서 뇌로 연결되는 중요한 혈관입니다. 경(頸)이라는 말이 목이라는 뜻이죠. 흔히 목 디스크를 말할 때 '경추' 디스크라고 하는데, 그때의 '경'도 바로 '목'을 뜻합니다. 그래서 경동맥은 목동맥과 같은 말입니다.

뇌혈관이나 심장혈관(관상동맥)의 상태를 직접 볼 수 있으면 좋겠지만 초음파 검사로는 머리뼈(두개골)에 가려져 있는 뇌혈관이나 계속 뛰고 있는 심장에서 가느다란 심장혈관을 확인하기가 어렵습니다. 그런데 경동맥은 굵고 초음파로 검사하기에 좋은 위치에 노출되어 있어서 혈관 상태를 평가하는 데 대표적으로 사용됩니다. 혈관들은 연결되어 있기 때문에 경동맥의 벽이 좁아져 있거나 깨끗하지 않으면 뇌나 심장의 혈관도 그럴 가능성이 다분히 있다고 판단할 수 있죠. 경동맥이 좁아져 있

[경동맥초음파]

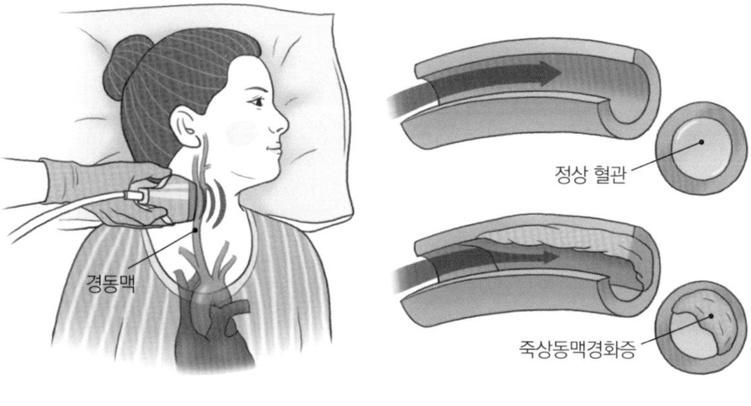

[경동맥초음파]

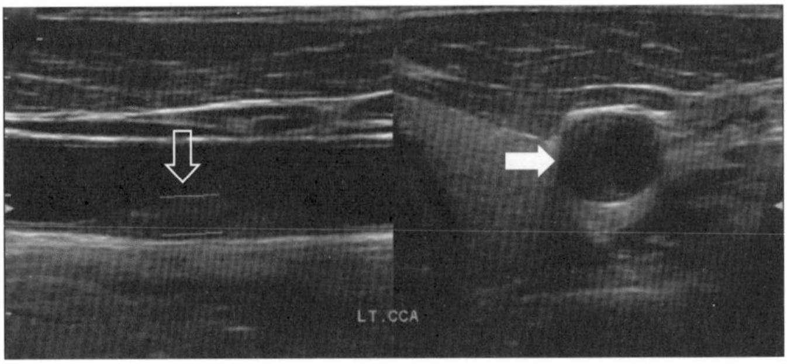

경동맥초음파에서 죽상판으로 인해 좁아진 경동맥이 관찰됩니다(화살표).

거나 안에 찌꺼기가 끼어있는 경우에는 깨끗한 혈관에 비해 뇌졸중(중풍)이 생길 확률이 높습니다.

경동맥초음파 검사로 혈관벽이 얼마나 두꺼워져 있는지, 얼마나 좁아졌는지를 측정하고 혈관에 기름기나 칼슘이 부분적으로 쌓인 죽상판(플라크)이 있는지 확인합니다. 만약 경동맥이 좁아져 있거나 죽상판이 있는 경우에는 의사와 상의해 약물치료 등을 하는 것이 좋습니다. **특히 고혈압, 당뇨병, 이상지질혈증과 같이 혈관 합병증을 일으키기 쉬운 질환을 갖고 있다면 혈압 수치, 혈당 수치, 콜레스테롤 수치와 함께 경동맥초음파 결과에도 관심을 가져야 합니다.** 혈관에 염증을 일으키는 담배는 당연히 끊어야 합니다.

심장초음파

심장초음파 검사는 매 순간 쉬지 않고 뛰고 있는 심장의 건강 상태를 평가하는 검사입니다. 임신부가 처음으로 뱃속 태아의 심장 뛰는 모습을 확인할 때 사용하는 검사도 초음파 검사죠. 간, 콩팥, 갑상선 등의 장기와 달리 심장은 계속 뛰면서 온몸으로 피를 보내는 역할을 합니다. 심장근육이 움직이는 모양이나 기능, 심장의 방 사이에서 문과 같은 역할을 하는 판막에 이상은 없는지, 혈류의 흐름은 원활한지 등을 검사하기 때문에 다른 초음파 검사보다 시간이 더 오래 걸릴 수 있습니다.

심장초음파 검사 결과에서 좌심실비대 또는 비후라고 나오면 심장이 피를 온몸으로 보내주기 위해 수축하는 왼쪽의 심실, 즉 좌심실의 벽이 두꺼워져 있다는 뜻입니다. 높은 압력을 이겨내고 피를 내보내기 위해 심실벽이 두꺼워지는 경우가 많기 때문에, 고혈압이 있다면 혈압 조절을 위해 약물치료를 시작해야 합니다. 이미 고혈압 합병증으로 심장이 부담을 느끼고 있다는 뜻이니까요.

또한 심장이 부담을 느끼면 처음에는 심장이 혈액을 받아들이기 위해 늘어나는 데 장애가 생기고(이완기능장애), 이것이 심해지면 심장이 피를 짜내기 위해 수축하는 기능도 떨어지게 됩니다(수축기능장애). 결국 온몸으로 피를 보내는 심장 본연의 기능이 약해져 숨이 차는 심부전이 되죠. 검사 결과에서 수축기능장애가 있다고 하면 약물치료가 필요합니다. 그리고 이완기능장애가 있다면 경미한 경우(경도)에는 정기적으로 추적 관찰만 하면 되지만 심한 경우(중증)에는 진료가 필요합니다.

또한 승모판역류, 삼첨판역류, 대동맥판역류 등 혈액의 흐름이 반대로 거슬러 올라가는 것이 관찰되기도 합니다. 정상적으로 혈액이 흐르는 방향은 한쪽으로 일방통행이어야 합니다. 그런데 심장 안의 방과 방 사이에 있는 문 역할을 하는 판막에 문제가 생기면 문틈 사이로 일부 혈

[심장초음파]

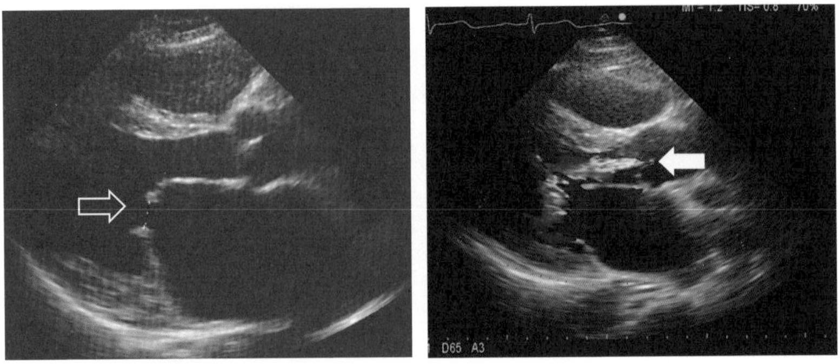

좌심방에서 좌심실로 이어지는 승모판막이 좁아진 협착 소견(빈 화살표)이 보이고 대동맥에서 좌심실로 혈액이 역행하는 역류 소견(흰 화살표)이 관찰됩니다.

액이 거꾸로 흐르게 됩니다. 이때 역류의 정도가 경미하면 별다른 증상도 없고 치료도 필요하지 않습니다. 하지만 평소에 자주 숨이 차고, 다리도 붓고, 심장초음파 검사에서 역류가 꽤 있으면 의사와 상의해 약물치료를 받거나 수술을 받아야 할 수도 있습니다.

승모판협착증, 대동맥판협착증처럼 판막의 입구가 좁아져 심장이 부담을 느끼는 협착이 있을 수도 있습니다. 협착도 역류와 마찬가지로 증상을 느끼거나 심장초음파 검사에서 정도가 심하다고 판명되면 진료를 받아야 합니다.

심장의 왼쪽에 위치하는 좌심실에서 온몸으로 피가 나가는 길이 우리 몸에서 가장 큰 혈관인 대동맥입니다. 그런데 대동맥의 일부가 늘어난 경우 위치에 따라 좌심실에서 대동맥으로 연결되는 부분인 대동맥근위부 확장, 상행대동맥 확장, 복부대동맥 확장 등으로 결과가 나오게 됩니다. 대동맥이 늘어나는 이유는 다양해서 죽상동맥경화증 등으로 혈관이 노화가 되어 점점 늘어나는 경우도 있고 선천적으로 혈관벽이 약해 늘어나는 경우도 있습니다. 정상 대동맥의 직경보다 1.5배 이상 늘어나면 '대동맥류'라는 표현을 사용하기도 하는데, 크기가 점점 커지거나 일정 수준 이상으로 많이 늘어난 경우 시술이나 수술이 필요할 수 있기 때문에 진료를 받아야 합니다.

006

심장과 뇌 CT/MRI

생명과 관련된 가장 중요한 장기인 심장과 뇌의 젖줄에 해당하는 혈관을 가장 정확히 확인하는 검사는 조영술(조영촬영술)입니다. 조영술은 혈관 안에 조영제라는 주사약을 투여한 뒤 혈관 부위만 집중적으로 관찰하는 검사를 말합니다.

그런데 이 검사가 만만치 않습니다. 예를 들어 심장을 먹여 살리는 혈관인 관상동맥을 확인하기 위한 관상동맥조영술의 경우 조영제를 투여하기 위해 관상동맥의 입구까지 검사 기구를 매우 조심스럽게 접근시켜야 하기 때문에 가슴통증이 심하거나 혈액검사, 심전도, 심장초음파 검사 등에서 관상동맥에 이상이 있을 것으로 강력히 의심되거나, 아예 관상동맥의 좁아진 부위를 넓히는 시술을 계획한 경우에 한해서 환자를 엄선해 검사를 하게 됩니다. 그만큼 비용도 비싸기 때문에 건강검진 차원이 아니라 이미 진료실 또는 응급실에서 관상동맥질환이 의심되는 경우에만 시행하죠.

이러한 조영술을 대신해 건강검진에서도 심장과 뇌의 상태를 파악

할 수 있는 검사가 있습니다. 바로 CT와 MRI 기술을 활용하는 검사입니다. 앞서 설명한 경동맥초음파가 경동맥(목동맥)의 상태를 통해 간접적으로 심장과 뇌의 혈관 상태를 가늠하는 검사라면, 심장 CT와 뇌 MRI(특히 MRA) 검사는 보다 직접 심장과 뇌의 혈관 상태를 확인하는 검사입니다. 또한 뇌 CT와 MRI 검사는 뇌 안에 종양과 같은 이상 소견이 있는지를 확인할 수 있는 좋은 검사법입니다.

심장 CT

관상동맥도 혈관의 일종이기 때문에 콜레스테롤 수치가 높거나, 혈당이 높거나, 담배를 피우는 등의 위험요인이 있으면 죽상동맥경화증이 생길 수 있습니다. CT 검사를 통한 관상동맥석회화 점수는 관상동맥 안에 '석회화'라고 하는 죽상동맥경화증의 현상을 확인하는 것으로, 관상동맥석회화의 정도를 점수로 매기는 방법입니다. 이 점수가 높을수록 죽상동맥경화증을 구성하는 죽상판이 많은 것으로 나타났으며, 심장의 관상동맥이 좁아져 있는 협착 가능성도 높습니다. 즉, 협심증이 있거나 심근경색증이 생길 위험이 높다는 뜻이죠.

관상동맥석회화 점수만 조사할 때에는 조영제를 사용할 필요가 없습니다. 아무튼 이 검사는 관상동맥죽상판 내의 칼슘을 직접 관찰하고 점수를 매겨 협심증과 같은 관상동맥질환의 위험도를 예측하는 데 유용합니다.

CT 기술이 발달하면서 직접 혈관 안에 조영제를 넣어 촬영하는 조영술에 견줄만한 심장 CT 조영술이 나왔습니다. 관상동맥석회화 점수만

가지고는 파악할 수 없는 심장혈관 상태까지 알 수 있기 때문에 관상동맥질환이 생길 위험이 높은 환자에서 선호되는 검사죠.

그런데 뇌, 폐, 간과 같은 장기와는 달리 심장은 한시도 쉬지 않고 계속 뛰고 있기 때문에 CT 검사를 하면 영상이 많이 흔들릴 수 있습니다. 그만큼 정확한 판독이 어려울 수 있죠. 이로 인해 가급적 심장박동수를 낮춘 상태에서 CT 검사를 하도록 합니다. 만약 검사 직전 심장박동수가 1분에 70회 미만이면 상관없지만 이보다 빠를 경우에는 심장박동수를 낮추는 약을 먹은 뒤 촬영을 하기도 합니다. 또한 관상동맥을 확장시킨 상태에서 촬영을 하면 더 좋은 영상을 얻을 수 있기 때문에 촬영 시 이를 돕는 약을 쓰기도 합니다. 그런데 이 약을 남성의 발기부전 치료제 성분과 함께 쓰면 부작용이 생길 수 있기 때문에 CT 검사를 하기 앞서 48시간 내에 비아그라, 시알리스 등 발기부전 치료제를 복용했다면 검사를 미루는 것이 안전합니다.

[심장 CT]

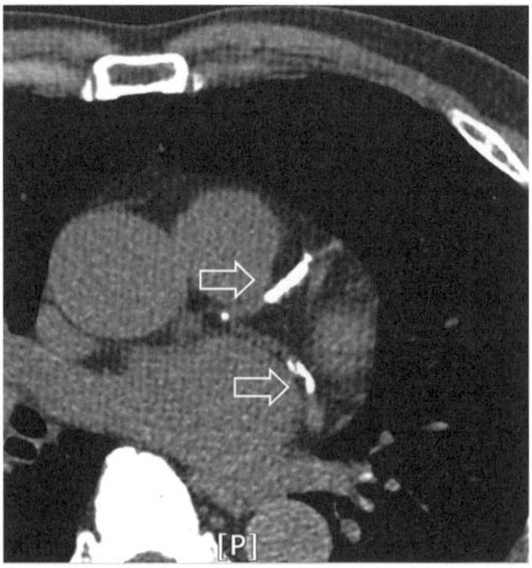

심장 안에 있는 혈관인 관상동맥에 칼슘이 쌓여있는 소견이 관찰됩니다(빈 화살표).

심장 CT 검사에서도 조영제를 사용하기 때문에 미리 혈액검사를 통해 콩팥기능이 안 좋으면 검사를 안 할 수 있습니다. 과거에 조영제를 사용한 검사에서 숨이 찼거나 가슴이 답답했던 경우, 속이 울렁거렸거나 피부에 두

드러기가 나는 등 과민반응이 생긴 적이 있다면 의료진에게 미리 얘기하세요. 또한 당뇨병 치료제 중 메트포르민 성분을 복용하고 있는 경우에는 조영제를 사용해 CT 검사를 할 때 콩팥에 부담을 줄 수 있기 때문에 이틀 정도 약을 끊은 뒤 CT 검사를 하고 의료진의 지시에 따라 다시 메트포르민 제제를 복용하는 것이 바람직합니다.

뇌 CT와 MRI, MRA

뇌와 관련된 정밀촬영을 하는 가장 큰 이유는 혹시 뇌 안에 혹(뇌종양)이 있는지와 혈관(뇌졸중, 혈관기형)은 괜찮은지 확인하려는 것이죠. 머리가 심하게 아프거나 머리를 다쳤을 때 응급실에서 빨리 확인할 수 있는 검사가 바로 뇌 CT로, 머리뼈(두개골)의 골절이나 출혈을 확인하는 데 좋습니다.

뇌 MRI 검사도 CT 검사처럼 뇌의 이상 여부를 확인하는 데 좋은 영상의학적 검사입니다. CT 검사는 한 방향으로만 뇌의 단층을 볼 수 있는 반면에 MRI 검사는 가로축, 세로축 방향 등에서도 영상을 얻을 수 있는 장점이 있죠. 검사 시 MRI 촬영 장비에 귀마개나 헤드폰을 착용한 채 누워 있으면 검사가 끝납니다. 그런데 좁은 공간에서 평소 답답함을 많이 느낀다면 의료진에게 미리 얘기하세요.

MRI는 일종의 큰 자석이라고 보면 됩니다. 따라서 원칙적으로 검사 시 몸에 금속 물질은 착용하지 않고 촬영을 해야 하죠. 시계, 열쇠, 틀니, 보청기, 머리핀, 허리띠, 지갑, 카드, 휴대폰 등은 따로 보관하고 촬영 중에는 휴대하지 않아야 합니다. MRI의 자기장 때문에 휴대폰이나 시계가

[뇌 MRA]

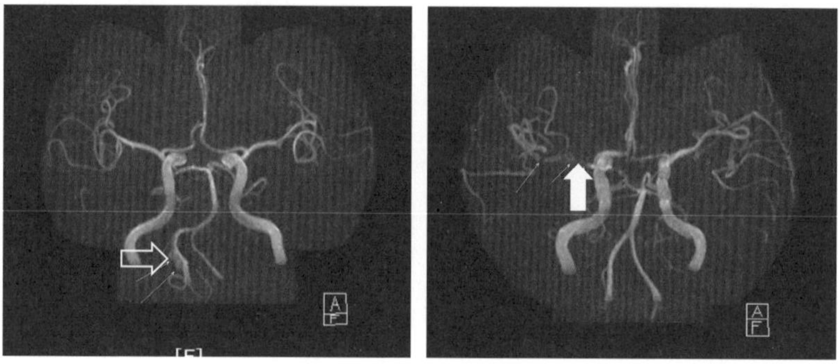

뇌 MRA에서 혈관이 부풀어진 동맥류(빈 화살표)와 혈관이 좁아진 협착증(흰 화살표)이 관찰됩니다.

고장이 날 수도 있고, 카드의 정보가 삭제될 수도 있습니다. 또한 금속으로 된 치과 보철물 등으로 인해 MRI의 영상이 깨끗하게 나오지 않아 판독이 어려워지는 경우도 있습니다.

무엇보다도 몸 안에 들어있는 중요한 각종 금속 장치가 MRI 자기장에 의해 오류가 생길 수 있습니다. 가령 뇌동맥류로 인해 클립을 넣었거나 부정맥으로 인해 심박조율기를 넣었다면 MRI의 자기장에 의해 몸 안에서 위치가 바뀌거나 오작동을 일으킬 수도 있어 위험할 수 있습니다. 최근에는 이들 장비도 MRI에 영향을 받지 않도록 백금 등 특수재질로 제작된 것들이 있긴 하지만, 미리 시술한 병원에서 확인하는 것이 안전하며 촬영 전에 의료진에게 꼭 얘기해야 합니다.

뇌 CT와 MRI 검사는 뇌혈관에 문제가 생겨서 뇌의 변화가 진행되었을 때 그 상태를 확인하기 위하여 시행되는 경우가 많습니다. 따라서 뇌혈관 자체의 문제, 즉 뇌혈관이 좁아져 있거나(협착증) 너무 크게 부풀어 있는지(뇌동맥류)를 확인하려면 혈관을 주로 확인하는 MRA 검사가 좋습니다. MRA란 자기공명영상을 뜻하는 MR(magnetic resonance)에 혈관조영술을 뜻하는 A(angiography)가 합성된 용어로, 우리 몸에 고주파수를 보낸 다음 발생되는 전자신호를 기계가 감지하여 영상화하는 기술입니다.

보통 뇌와 관련된 촬영을 할 경우에 뇌 전반을 확인하기 위해서 CT 또는 MRI 검사를 하는 경우가 많습니다. 그런데 앞으로 뇌출혈이 생길까 걱정이 된다면 뇌혈관을 주로 보는 MRA를 시행할 수 있습니다. 특히 콩팥과 간에 물혹이 매우 많이 생기는 다낭성 신질환이라는 병을 갖고 있는 사람은 유전적으로 뇌동맥류가 동반되는 경우가 있기 때문에 증상이 없더라도 뇌 MRA 검사로 확인하는 것이 좋습니다.

007

동맥경화검사와 심박변이도검사

혼동하기 쉬운 용어 중에 '동맥경화증(arteriosclerosis)'과 '죽상동맥경화증(atherosclerosis)'이 있습니다. 둘 다 영어 철자가 비슷하죠.

어렸을 때는 동맥이 마치 아기 기저귀 고무줄처럼 말랑말랑하고 탄력이 좋습니다. 하지만 나이가 들어 노인이 될수록 동맥벽이 뻣뻣하고 딱딱해지는데 이것을 동맥경화증이라고 합니다. 그럼 죽상동맥경화증과는 무엇이 다를까요? 죽상동맥경화증이란 이상지질혈증에서도 설명했듯이 나쁜 콜레스테롤(LDL)이 혈관벽 안으로 들어가 혈관이 '군데군데' 좁아진 것을 말합니다. 물론 나이가 들면 죽상동맥경화증도 잘 생기고 이로 인해 동맥벽이 딱딱해질 테니 동맥경화증도 잘 생깁니다. 그래서 두 용어를 종종 혼용해 쓰기도 합니다.

동맥경화검사

동맥경화검사 또는 동맥경화증검사란 말 그대로 동맥경화증이 있는지를 확인하는 검사입니다. 혈압을 잴 때 팔에 커프를 감았었죠? 동맥경화검사 때에는 발목에도 커프를 감습니다. 동맥경화증이 심할수록 팔다리의 압력차가 심해지기 때문에 이를 측정하기 위해 팔다리의 혈압을 함께 재는 것입니다. 또한 동맥경화검사에서는 대개 대동맥에서 시작된 혈류의 전파시간도 구해서 혈관의 딱딱한 정도인 경직도도 측정합니다.

평소 손발이 많이 차거나 걷다가 오금이 당겨 쉬어가는 경우가 잦다면 동맥경화증으로 인한 말초동맥질환이 있을 수 있으니 동맥경화검사를 받아보는 것이 좋습니다. 특히 혈관질환이 잘 생기는 당뇨병 환자, 심장혈관이나 뇌혈관질환이 있는 사람, 담배를 피우는 사람, 노인 등에서 동맥경화검사를 실시하는 것이 좋습니다.

심박변이도검사

심장박동은 수시로 빨랐다 느렸다를 반복합니다. 걷거나 뛰거나 흥분한 경우에는 빨라지고, 몸도 마음도 편안한 상태에서는 느려지죠. 그런데 휴식과 안정 상태라 하더라도 자세히 보면 심장박동수가 계속 똑같지는 않습니다. 약간 빨라지기도, 느려지기도 하면서 조금씩 변하고 있죠. 이렇게 심장박동수의 변화 정도를 확인하는 검사가 심박변이도검사입니다.

심장박동수는 왜 변할까요? 물론 몸 안팎의 자극에 의해 변할 수도 있지만 궁극적으로 우리 몸에 있는 자율신경계인 교감신경과 부교감신경의 지배를 받기 때문입니다. 교감신경과 부교감신경은 학창시절 많이 들어본 용어죠? 우리 몸은 교감신경의 지배를 받으면 흥분 상태가 되고,

맥박이 빨라지며, 혈압이 오르는 반면에 부교감신경의 지배를 받으면 편안해지고, 맥박과 혈압이 감소한다고 들었던 기억이 날 겁니다.

그런데 건강할수록 교감신경과 부교감신경의 영향을 적절히 받기 때문에 심장박동수도 변화가 크고 복잡하게 나타나게 됩니다. 반면 몸에 병이 있거나 스트레스를 많이 받고 있다면 심장박동수의 변화도 눈에 띄게 줄어들죠. 성능이 좋은 자동차일수록 기어 변속이 자유자재로 되어 가속과 감속을 여유롭게 할 수 있는 원리와 같습니다. 즉, 자율신경계의 활성도가 좋을수록 심장박동수의 변화가 크게 나타나고 그만큼 건강하다는 의미입니다. 심박변이도검사는 우리 몸이 스트레스를 얼마나 받고 있는지를 아는 데 도움이 된다고 하여 '스트레스검사'라고도 자주 불립니다.

PART

04

기타 검사와 흔한 질병 설명서

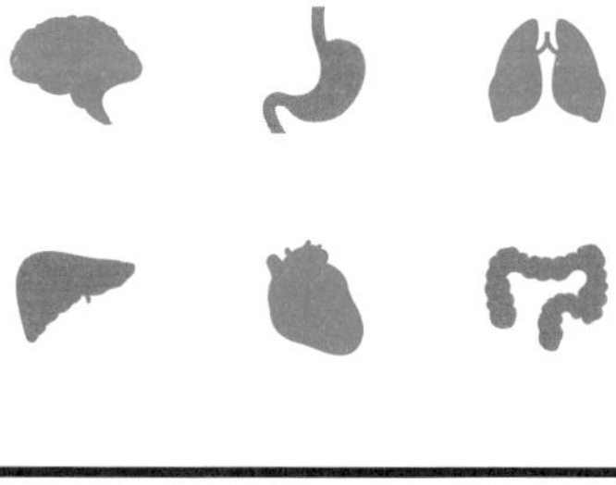

001

일반혈액검사

열이 나서 병의원 진료실이나 응급실에 갔을 때 가장 흔히 하는 검사이자 결과가 비교적 빨리 나오는 검사는 무엇일까요? 아마도 일반혈액검사일 겁니다. 일반혈액검사에서는 보통 적혈구, 백혈구, 혈소판 수치를 측정하게 됩니다. 이 용어들은 중고등학교 시절에 들어본 기억이 있죠? 이 세 가지가 혈관 안을 떠돌아다니는 주요 세포들입니다. 혈액검사 결과, 세 가지 혈액세포 수치 가운데 한 가지만 정상 범위를 벗어나 약간 높거나 낮게 나오는 경우가 있습니다. 보통 이런 경우에는 다른 날에 재검을 하게 되는데 결과가 계속해서 정상 범위를 벗어나게 나오면 정도에 따라 일정기간 간격을 두고 변화가 있는지 여부를 검사하거나 진료를 권유받게 됩니다.

특히 두 가지 이상의 혈액세포 수치가 계속 정상 범위를 벗어난다면 그때는 혈액과 관련된 질환이 있는지를 확인하기 위해 진료를 받는 것이 좋습니다. 경우에 따라 골수검사와 같이 정밀검사가 필요할 수도 있으니까요.

건강검진에서는 적혈구, 백혈구, 혈소판 수치를 묶어 일반혈액검사로 실시하는 경우가 많지만 더 간단하게 할 때에는 적혈구 수치만 검사할 때도 있습니다.

적혈구

피가 붉은 색을 띠는 이유는 혈액의 대부분을 차지하는 적혈구 때문입니다. 적혈구는 우리 몸의 조직에 산소를 운반하는 중요한 역할을 하는데, 이 적혈구가 부족한 상태가 바로 빈혈입니다. 그런데 흔히 어지러운 증상이 있으면 빈혈이라고 착각하는 경우가 많은데 어지럼증과 빈혈은 절대 같은 말이 아닙니다. 실제로 빈혈이 아니어도 어지럼증을 느끼는 경우는 많습니다. 가령 귓속에 평형감각을 담당하는 기관이 있는데 이곳에 이상이 생겨도 어지럼증을 느낍니다. 적혈구가 매우 부족하거나 단시간 동안 출혈량이 많은 경우에는 빈혈 때문에 어지러울 수 있지만, 서서히 생긴 빈혈에서는 어지럼증을 못 느끼는 경우가 더 많습니다.

빈혈 여부는 적혈구에 들어있는 혈색소(헤모글로빈) 수치를 보고 판단합니다. 남성은 13 g/dL, 여성은 12 g/dL를 넘어야 정상인데 이 기준에 못 미치면 빈혈로 진단합니다. 이때 혈색소 수치와 함께 딸려 나오는 헤마토크리트(적혈구용적률), MCV 등 복잡한 수치는 몰라도 됩니다. 빈혈이 있는 사람에서 원인이 무엇일지 짐작하기 위해 의사가 참고하는 수치이므로 빈혈이 없다면 넘어가도 됩니다.

아마도 빈혈과 관련하여 가장 많이 들어본 영양소는 철분이 아닐까

싶습니다. 빈혈 중 가장 흔한 것이 철분이 부족한 철결핍성 빈혈입니다. 여성의 경우 생리로 인한 출혈로 적혈구가 빠져나가 철분이 부족해질 수 있고, 남성의 경우 위궤양이나 십이지장궤양, 치핵(치질)과 같은 병 때문에 철결핍성 빈혈이 생길 수 있습니다. 하지만 빈혈의 원인을 정확히 확인하려면 철분 수치 등을 측정해서 부족하다는 것을 확인해야겠죠. 치료로 철분을 보충하는 것이 맞지만 밑 빠진 독에 물 붓기가 되지 않으려면 출혈을 일으키는 질병 자체를 찾아내 치료해야겠습니다.

그런데 빈혈이 꼭 철분 부족 때문에 생기는 것만은 아닙니다. 뼛속에 있는 골수에서 적혈구가 제대로 만들어지지 않는 경우나 혈관 안에서 적혈구가 깨져 없어지는 경우에도 빈혈이 생길 수 있습니다. 적혈구를 만드는 데 중요한 역할을 하는 엽산이나 비타민 B_{12}가 부족해도 빈혈이 생길 수 있습니다. 또한 백혈병 같은 혈액질환이 원인인 경우도 있습니다. 원래 콩팥에서 적혈구를 만들도록 자극하는 호르몬이 만들어지는데, 콩팥이 손상되어 투석을 할 단계에 이른 환자는 이 호르몬이 잘 만들어지지 않아 빈혈이 생기기도 합니다. 이처럼 빈혈을 일으키는 원인은 매우 다양하기 때문에 빈혈의 원인을 정확히 확인하지 않고 철분만 복용하는 것은 바람직하지 않습니다.

반대로 적혈구가 부족하지 않고 넘치면 어떻게 될까요? 적혈구의 역할이 혈액 내에서 산소 운반이다 보니 우리 몸에 산소가 부족할 것 같다고 감지를 하면 혈색소가 많이 만들어지게 됩니다. 대표적으로 흡연을 많이 하는 사람들은 혈색소 수치가 올라가죠. 그런데 맑은 혈액 속에 적혈구가 많다고 생각해 보세요. 연못에 잉어가 넘치면 물반 고기반이라

언뜻 좋을 것 같지만 물은 탁해지게 마련이죠. 마찬가지로 적혈구 수치가 너무 높으면 혈액이 끈적끈적해져서 작은 혈관이 막힐 수 있습니다. 혈색소 수치가 남자는 16.5 g/dL, 여자는 16.0 g/dL 이상이거나 헤마토크리트 수치가 남자는 49%, 여자는 48% 이상이라면 적혈구를 많이 만들어내는 혈액질환이 숨어있을 가능성이 있기 때문에 정밀검사를 받는 것이 좋습니다.

백혈구

백혈구는 우리 몸을 수호하는 군대와 같습니다. 외부의 침입자로부터 보호하는 역할, 즉 면역을 담당합니다. 세균에 감염되면 염증 반응이 있어나고 백혈구 수치가 오르는 이유도 더 많은 군대를 동원해 전쟁에서 이기기 위해서입니다. 군대도 육군, 해군, 공군, 해병대 등이 있듯이 백혈구도 호중구, 호산구, 호염기구, 단핵구, 림프구 등 종류가 매우 다양합니다.

보통은 육해공군과 해병대의 비율이 일정하듯 백혈구를 구성하는 세포의 비율도 일정하지만, 세균이나 바이러스에 감염되거나 혈액질환이 있을 때에는 이러한 비율이 깨질 수 있습니다. 백혈구 검사는 주로 백혈구 수치가 늘었는지 줄었는지를 평가하지만 이 비율이 어떠한지도 평가할 수 있습니다.

백혈구 수치는 보통 4,000~10,000/mm^3 사이에 들어가면 정상 범위로 간주합니다. 그런데 백혈구 수치가 10,000/mm^{3}보다 높으면 몸에 염증이 있다는 신호일 수 있습니다. 수치가 너무 높다면 백혈구 수치가 늘어나는 백혈병 같은 질환일 수도 있으니 유의해야 합니다. 반대로 백혈구 수치가 정상 범위보다 약간 낮을 경우 별 문제가 되지 않지만 수치가 많이 낮아도 면역력에 문제가 생길 수 있으니 유의해야겠죠.

혈소판

혈소판은 몸에 출혈이 있을 때 이것을 멈추게 하는 역할을 합니다. 즉, 지혈에 관여하죠. 보통 15만~40만/mm^3 사이에 들어가면 정상 범위로 간주하는데, 이보다 수치가 낮으면 피가 나도 잘 멎지 않고 저절로 피가 나기도 합니다.

혈소판 수치가 낮아지는 원인은 다양한데 약의 부작용일 수도 있고 혈소판 수치를 떨어뜨리는 질환도 있을 수 있습니다. 현재 투여하고 있는 약이 있다면 부작용으로 혈소판 수치를 낮추는 것은 아닌지 확인할 필요가 있습니다. 그리고 출혈이 잘 멎지 않는 수준이라면 꼭 원인을 찾아 고쳐야 합니다.

그럼 혈소판 수치가 높으면 좋은 거 아니냐고요? 꼭 그렇지는 않습니다. 우리 몸에 염증이 있는 경우에 혈소판 수치가 오를 수 있습니다. 대부분 염증 시기가 지나면 정상 수치로 돌아옵니다. 그런데 혈소판을 많이 만들어내는 병도 있습니다. 이런 경우에는 혈소판이 부족할 때와는 반대로 자꾸 피가 엉기게 됩니다. 혈관 내에서 이런 현상이 일어나면 작은 혈관이 막히기도 합니다. 따라서 혈소판 수치가 정상 범위를 벗어나 높은 경우에도 진료를 받도록 합니다.

002

간기능검사

'피로는 간 때문이야'라는 유명했던 광고 문구가 있죠? 몸이 천냥이면 간이 구백냥이라는 말이 있을 만큼 우리나라 사람들의 간에 대한 관심도는 높습니다. 특히 술자리가 잦은 사람들은 간의 상태가 어떨지 노심초사하죠.

간은 우리 몸에 필요한 에너지를 처리하고 저장해주기도 하며 안 좋은 물질을 해독해주는 역할을 합니다. 그만큼 중요한 기관이죠.

간기능 수치

(1) 아스파르테이트 아미노전달효소(AST), 알라닌 아미노전달효소(ALT)

용어가 참 길고 어렵죠? 흔히 줄여서 AST(aspartate aminotransferase), ALT(alanine aminotransferase)라고 부릅니다. 이것은 간에서 여러 물질을 처리하는 중요한 효소인데 과거에는 SGOT 또는 GOT(=AST), SGPT 또는 GPT(=ALT)라고 불렸습니다. "간 수치가 어때요?"라고 묻는 사람들의 십중팔구는 이 수치를 궁금해 하는 겁니다. 보통 수치가 40

U/L 아래가 정상 범위인데 이보다 높은 경우가 많습니다. 간은 비교적 회복이 잘 되는 장기이긴 하지만 염증이 생기거나 손상되면 이 수치가 높아질 수 있습니다.

체중이 많이 나가는 과체중이나 비만인 사람에서도 수치가 오를 수 있고, 술을 마시거나 약, 한약, 여러 민간요법 후에도 마찬가지입니다. 반면에 만성 간염이나 간경화, 간암이 있더라도 AST, ALT 수치가 정상일 수 있습니다. 따라서 이 수치만 가지고 일희일비하지 마세요. 특히 수치가 정상보다 약간 높은 정도인데도 피로의 원인을 이 수치 때문이라고 생각하면 지나친 해석이라 할 수 있어요. 실제로 피로한 이유가 간 때문이 아닌 경우가 훨씬 더 많습니다.

하지만 AST, ALT 수치가 정상보다 2~3배 이상, 쉽게 말해서 100 U/L를 넘으면 간에 무리가 될 수 있는 약이나 한약, 민간요법, 술, 과로 등은 자제해야 합니다. 혹시 간염에 걸린 것은 아닌지 바이러스 검사가 필요할 수도 있고 추가로 간초음파 검사를 하는 것이 좋을 수 있습니다.

(2) 빌리루빈

눈동자가 노랗게 변하는 것을 황달이라고 하죠. 빌리루빈(bilirubin)이란 거의 대부분 적혈구 성분인 헤모글로빈의 대사물을 말하는데, 빌리루빈 수치가 오르면 황달이 생깁니다. 빌리루빈에는 직접 빌리루빈과 간접 빌리루빈이 있고 이것을 더하면 총 빌리루빈 수치가 됩니다.

빌리루빈 수치가 오르는 이유도 다양합니다. 특히 직접 빌리루빈 수치가 간접 빌리루빈 수치보다 높으면서 황달이 있는 경우에는 담즙(쓸개즙)이 만들어져 내려오는 길인 담도가 좁아져 막혔는지를 간초음파 검사나 복부 CT 검사 등을 통해 확인해야 합니다.

그런데 건강검진에서는 간접 빌리루빈이 주로 올라가서 총 빌리루빈 수치가 높은 경우가 많습니다. 이때는 대부분 길버트(Gilbert) 증후군(또는 질베르 증후군이라 부름) 때문이니 걱정하지 마세요. 길버트 증후군은 유전적으로 담즙이 생성되는 과정에 문제가 생겨 발생하는데, 생명에는 전혀 지장이 없고 치료 또한 필요하지 않습니다.

(3) 글루타밀 전이효소(GGT)

글루타밀 전이효소(gamma-glutamyl transferase)는 간이 해독할 때 관여하는 효소인데, 흔히 줄여서 GGT, GGTP, 감마 GTP 등으로 부릅니다. 이 수치가 높으면 간이나 담관에 이상이 있다는 신호로 간염, 지방간, 담석, 담관암 등일 경우에 올라갈 수 있습니다. 그런데 건강검진에서 이 수치가 높게 나오는 경우는 대부분 술 때문입니다. 따라서 AST, ALT 수치가 높으면서 GGT 수치가 높으면 최근에 음주를 많이 했는지부터 물어봅니다. 몇 주간 술을 끊고 다시 재보면 대부분 GGT 수치가 떨어지게 됩니다. 하지만 그래도 수치가 높다면 간초음파 검사나 복부 CT 검사 등의 정밀검사를 받는 것이 좋습니다.

(4) 알칼리성인산염분해효소(ALP)

이 효소는 줄여서 ALP(alkaline phosphatase)라고도 부르는데, 담즙이 내려가는 길인 담도에서 생성되고 뼈와 소장에서도 분비되는 효소입니다.

담도에 돌이나 혹이 있어도 수치가 오를 수 있지만 뼈가 성장하는 시기의 어린이나 임신부에서도 오를 수 있고, 갑상선기능항진증인 경우에도 오를 수 있습니다. 따라서 이 수치가 높다고 무조건 병으로 간주하여 추가검사를 하지는 않습니다. 가령 AST, ALT를 포함해 다른 간기능 수치와 함께 종합적으로 판단한다고 이해하면 됩니다.

(5) 알부민

어르신들 중에 기운이 없다고 영양제로 알부민(albumin) 주사를 맞는 경우가 있습니다. 알부민은 우리 몸의 간에서 만들어지는 단백질인데, 간에서 단백질을 합성해내는 능력이 떨어진 간경화 환자에서 알부민 수치가 낮을 수 있습니다. 오히려 간경화 환자에서 AST, ALT 수치는 정상인 경우도 많기 때문에 간의 합성 능력을 보고자 한다면 알부민 수치가 훨씬 더 중요합니다.

간경화 말고도 콩팥에서 단백뇨가 많이 빠져나가는 신증후군이나 영양이 매우 부족한 상태에서도 알부민 수치가 떨어질 수 있습니다.

003

바이러스 간염 검사

간염을 일으키는 바이러스의 종류는 매우 다양합니다. 이 가운데 비교적 흔한 것이 A형, B형, C형 간염 바이러스입니다. A형은 주로 깨끗하지 않은 음식물이 입을 통해 몸으로 들어와 감염이 되는 반면에 B형과 C형 간염 바이러스는 혈액 등 체액을 통해 감염이 됩니다. A형 간염은 황달을 일으키는 등 심하게 앓고 지나가면 만성 간염으로 남지 않고 완치될 수 있지만, B형과 C형 간염 바이러스는 간에 머물면서 계속 조금씩 염증을 일으켜 만성 간염이 되고 간경화나 간암으로 발전할 수도 있습니다.

A형 간염

건강검진에서 A형 간염에 대한 검사를 할 때에는 면역글로불린인 IgM과 IgG 항체를 합한 총 항체를 재거나 IgG 항체만을 측정합니다. IgG 항체는 과거에 A형 간염 바이러스가 몸에 들어왔다가 항체를 만들고 지나갔거나 A형 간염 바이러스에 대한 예방백신을 접종한 뒤 항체가 생겼을 때 양성 반응으로 나옵니다. 즉, A형 간염 바이러스에 대한 면역력이 있다는 뜻입니다.

이에 반해 IgM 항체는 최근 A형 간염 바이러스에 감염된 경우를 말합니다. 만약 지금 황달이 심하면서 간기능 수치가 높아 진료실에서 A형 간염이 의심되는 상황이라면 IgM 항체가 양성일 경우 A형 간염일 수 있겠죠. 그런데 건강검진을 받는 사람들은 이러한 상황이 매우 드물기 때문에 IgM과 IgG 항체를 합한 총 항체가 높은 경우에는 IgM 항체가 아닌 IgG 항체가 높은 경우로, 즉 A형 간염 바이러스에 대한 면역력이 생겼다고 봐도 무방합니다.

A형 간염 바이러스 항체검사에서 음성이면 면역력이 없는 것이므로 A형 간염 바이러스 예방백신을 접종하는 것이 바람직합니다. 백신은 총 2회에 걸쳐 접종하는데 한 번 접종 후 6개월 뒤 한 번 더 접종하면 됩니다.

B형 간염

혈액검사에서 B형 간염 바이러스 항원이 양성이면 몸속에 B형 간염 바이러스가 있다는 것으로, 즉 B형 간염이라는 뜻입니다. 건강검진에서 확인하는 항원은 표면항원(HBsAg)입니다. 간혹 B형 간염 바이러스 항원이 양성이지만 간기능 수치가 정상인 경우 '건강 보균자'로 알고 있는데요. 엄밀히 따지면 바이러스는 세균이 아니기 때문에 균을 보유하고 있다는 뜻의 '보균자'라는 표현보다 '보유자'라는 표현이 적절합니다.

아무튼 '건강'이라는 표현 때문에 B형 간염을 등한시하기 쉽습니다.

이 경우는 단지 B형 간염 바이러스에 의한 염증 반응이 활발히 일어나고 있지 않을 뿐이지 불씨가 완전히 꺼진 것은 아닙니다. 따라서 언제든 바이러스가 증식해서 간기능 수치가 높아질 수 있고, 조금씩 간경화(간경변)나 간암으로 진행할 수 있기 때문에 정기검사가 필요한 상태입니다. 물론 간기능 수치가 높은 경우는 말할 것도 없고요.

표면항원(HBsAg)이 양성이면 바이러스의 감염 능력을 확인하기 위해 추가적으로 e항원(HBeAg) 검사를 할 수 있습니다. e항원이 양성이면 감염력이 높고 음성이면 낮다는 의미입니다. 그런데 e항원이 음성이라고 해도 혈액이나 체액을 통한 전파가 가능하기 때문에 칫솔이나 면도기 등을 다른 사람과 함께 쓰면 곤란합니다. 식사를 함께 하거나 수건을 같이 사용하는 것은 혈액이 오고가지 않으므로 상관이 없고요.

B형 간염 바이러스 항체(anti-HBs)가 양성이라는 것은 자신도 모르게 B형 간염에 대한 면역력이 생겼거나 B형 간염 바이러스 예방백신을 맞은 후 항체가 생겼다는 의미입니다. 현재 B형 간염 항원이 없으면서 항체도 없는 상황, 즉 면역력이 없는 경우에는 B형 간염 바이러스에 대한 예방백신을 접종하는 것이 바람직합니다. 백신은 총 3회에 걸쳐 접종하는데 첫 접종일을 기준으로 1개월, 6개월째 각각 한 번씩 더 접종하면 됩니다.

C형 간염

C형 간염 바이러스는 아직 예방백신이 없습니다. C형 간염 바이러스에 대한 검사는 항체(anti-HCV) 검사로 합니다. B형 간염과 달리

C형 간염 항체가 양성이라는 것은 면역력이 생겼다는 의미가 아니라 C형 간염일 수 있다는 것을 뜻합니다. 하지만 현재 C형 간염이 없음에도 양성으로 나오는 위양성인 경우가 있기 때문에 C형 간염 바이러스 항체가 양성인 경우에는 추가로 정밀검사인 HCV-RNA를 측정해야 합니다. 이 검사에서도 양성이면 C형 간염이기 때문에 약물치료를 권합니다.

004

신기능(콩팥기능) 검사

우리 몸에서 노폐물을 걸러주는 필터와 같은 역할을 하는 장기가 바로 콩팥(신장)입니다. 보통 우리말인 콩팥과 한자어인 신장(腎臟)을 혼용해서 사용하죠. 양쪽 옆구리에 하나씩 있는 신장의 모양이 마치 콩과 팥 같다고 하여 콩팥이라는 우리말 이름을 붙이게 되었습니다.

몸 속 노폐물을 걸러내고 몸 밖으로 배설되는 것이 소변입니다. 콩팥에서 만들어진 소변은 요관을 타고 내려와 방광에 모인 뒤 요도를 통해 배설됩니다. 콩팥이 제대로 작동하지 않으면 소변량이 줄어들고, 몸이 붓고, 숨이 찰 수 있으니 매우 중요한 장기죠.

그럼 콩팥의 기능을 측정할 수 있는 검사에 무엇이 있을까요?

혈액검사: 혈액요소질소와 크레아티닌

가장 먼저 혈액검사를 통해 콩팥기능을 알 수 있습니다. 팔에서 뽑은 혈액으로 혈액요소질소(blood urea nitrogen, BUN)와 크레아티닌 검사를 하게 됩니다. 그런데 좀 더 간단히 할 때는 크레아티닌 검사만 실시하기

[콩팥의 구조]

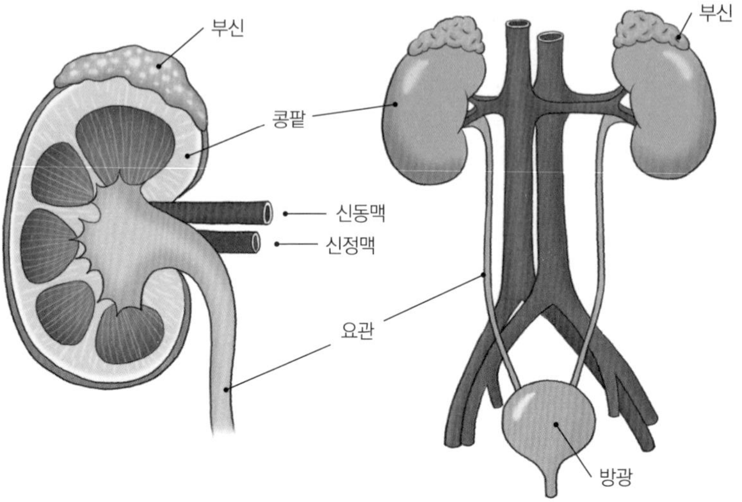

도 합니다. 그만큼 둘 중 하나를 고르라면 크레아티닌 수치가 더 중요합니다. 이 수치가 정상 범위를 벗어나 높아져 있으면 콩팥기능에 적신호가 왔다는 뜻입니다. 쉽게 생각해서 1.5 mg/dL부터는 신경이 쓰입니다.

그런데 같은 크레아티닌 수치라 하더라도 나이와 성별 등을 넣어 콩팥기능을 계산하는 매우 복잡한 계산식까지 따질 때가 있습니다. 일반 건강검진 결과지에 나오는 '신사구체여과율(e-GFR)'이 바로 이것입니다. 즉, 같은 크레아티닌 수치여도 나이가 많을수록 콩팥이 부담을 느낀다는 의미가 됩니다.

그러면 혈액요소질소는 어떤 역할을 할까요? 이것도 크레아티닌처럼 콩팥기능을 나타내기는 하지만 크레아티닌만큼 큰 의미를 갖지는 않습니다. 혈액요소질소 수치를 단독으로 보기보다는 보통 크레아티닌과 함께 해석할 때 사용됩니다. 혈액요소질소와 크레아티닌 수치의 '비율'을 통해 어디에 생긴 문제일 가능성이 높은지를 가늠하는 데 사용됩니다. 가령 몸에 수분이 부족한 탈수 상태로 인해 콩팥에 부담이 생긴 것인지, 아니면 콩팥 자체에 병이 있을 가능성이 있는지 등을 보는 데 간접적으로 참고하는 수준이죠. 이미 크레아티닌 수치가 정상이라면 혈액요소질소 수치에 너무 신경 쓰지 않아도 됩니다.

소변검사(요검사)

콩팥이 소변을 만드는 장기이니 소변검사를 빼놓을 수 없겠죠. 소변검사도 단순히 소변의 색깔부터 소변이 얼마나 진한지를 보는 지표인 비중, 소변이 산성과 알칼리 중 어느 쪽에 가까운지를 확인하는 pH 등을 포함해 항목이 매우 다양합니다. 이 가운데 우리가 흔히 알고 있는 것은 요당이죠. 소변에서 당분, 즉 포도당이 검출되는지를 보는 검사입니다. 그런데 요당은 당뇨병이 있어도 검출되지 않을 수 있고, 당뇨병이 아닌 경우에도 검출될 수 있기 때문에 당뇨병의 진단기준에 포함되지 않습니다.

혈액검사와 마찬가지로 소변검사에서도 적혈구와 백혈구가 나올 수 있습니다. 혈액검사에서 백혈구 수치가 높으면 염증 반응일 수도 있다고 했죠. 마찬가지로 소변검사에서도 백혈구가 나오면 염증을 생각할 수 있습니다. 소변이 만들어져 내려오는 길을 다시 따라가 보면 위로부터 콩팥에 생기는 신우신염(콩팥), 방광염, 요도염 등의 가능성이 있죠. 일반적으로 여성에서는 방광염, 남성에서는 요도염인 경우가 많습니다.

소변에 적혈구가 비치는 경우를 '혈뇨'라고 합니다. 즉, 피가 샌다는 뜻이죠. 소변으로 배출되는 적혈구의 양이 많으면 언뜻 눈으로 보더라도 소변의 색이 붉다는 것을 확인할 수 있습니다. 그렇지만 평소에 별다른 증상을 느끼지 못했고 건강검진에서 우연히 혈뇨가 있다고 확인된 경우는 대부분 눈으로는 혈뇨를 알아챌 수 없는 경우죠. 기계분석이나 현미경에서만 적혈구가 관찰되기 때문에 '현미경적 혈뇨'라고 부르기도 합니다.

마찬가지로 소변이 만들어져 내려오는 길을 다시 따라가 보면 신장결석, 요관결석, 방광결석과 같이 소변길에 돌이 생겨서 그럴 수도 있지만 이 길에 염증 또는 암이 생기는 경우도 있을 수 있습니다. 콩팥을 구성하면서 소변을 만들어내는 단위를 사구체라고 하는데, 여기에 염증이 생기는 질환이 있는 경우에도 적혈구가 비칠 수 있습니다. 아무튼 혈뇨가 있으면 다시 재검을 하고 필요하면 정밀검사를 통해 원인을 확인하는 것이 바람직합니다.

그런데 당뇨병이나 고혈압이 있는 경우 가장 눈여겨봐야 할 것이 소변 내 단백질입니다. 건강상 이상이 없어도 오래 서 있거나 운동을 심하게 했을 때, 열이 있을 때에도 일시적으로 소변에서 단백질이 비치는 '단백뇨'가 있을 수 있습니다. 이때는 재검을 통해 단백뇨가 사라지는지를 확인하게 됩니다. 그렇지만 단백뇨가 계속되면 소변에 거품이 많이 생기고 다리가 부을 수 있습니다. 이것은 콩팥기능에 문제가 생겼다는 신호입니다. 콩팥이 제 기능을 못해 투석을 하게 되는 원인의 대부분이 당뇨병입니다. 따라서 당뇨병이 있는 경우 콩팥의 건강을 지키는 것이 무엇보다 중요한데 처음에는 이렇게 단백뇨부터 시작합니다. 당뇨병 환자에서는 단백뇨가 생기기 전 단계부터 관리하기 위해 단백뇨로 확인이 안 되는 알부민뇨까지 검사하기도 합니다.

또한 만성적으로 사구체에 염증이 생기는 만성 사구체신염에서도 단백뇨가 생깁니다. 단백뇨가 일시적이지 않고 지속된다면 콩팥에서 조직검사(신장생검)가 필요한 경우도 있으므로 반드시 진료를 받아야 합니다.

영상의학적 검사

소변이 만들어져 내려오는 길을 한눈에 들어오게 촬영하는 X선 검사가 있습니다. 콩팥(kidney), 요관(ureter), 방광(bladder)의 영어 첫 글자를 따서 KUB라는 약자로 부르는데, 단순 X선 사진이기 때문에 촬영이 간편하다는 장점은 있지만 자세히 볼 수 없다는 게 단점입니다. 요로결석이 있는 경우 간혹 돌로 의심되는 그림자 음영이 보일 때가 있습니다. 건강검진에서 조영제를 사용해 CT 검사를 하다가 요로결석이 의심되면 조영제가 다 빠져나가기 전에 KUB를 촬영하면 돌이 있는 부위를 좀 더 자세하게 관찰할 수 있습니다.

콩팥과 방광에도 혹이 생길 수 있는데, 건강검진에서 초음파 검사나 CT, MRI 검사를 하면 대부분 발견됩니다. 콩팥에 생긴 작은 혹인 결절의 경우는 물혹 위주인 낭성결절부터 양성종양, 악성종양(암) 등 종류가 매우 다양합니다. 순수한 물혹으로만 구성된 낭종은 신경 쓰이지 않지만 덩어리가 함께 있거나 혹 안에 벽이 있으면서 두꺼운 경우에는 모양에 따라 초음파 검사를 통한 정기적인 관찰이 필요하거나 정밀검사로 확인이 필요한 경우도 있습니다.

신장암과 방광암 관련하여 자세한 내용은 Part 2 신장암/방광암 검사 (p.73)를 참고해 주세요.

005

흉부 X선 검사

병의원에서 가장 간단히 시행하는 영상촬영은 무엇일까요? 바로 흉부 X선, 즉 가슴 X선이죠. 촬영도 쉽고 결과도 바로 확인이 가능합니다. 일반건강검진은 물론이고 취업을 위한 검진에서도, 군대에 입대할 때에도, 요즘에는 기숙사에 들어갈 때에도 흉부 X선 촬영을 요구하는 경우가 많습니다. 촬영을 할 때는 검사자의 설명을 듣고 촬영대에 가슴을 밀착한 뒤 최대한 숨을 들이쉰 다음 멈춘 상태에서 촬영해야 더 자세히 볼 수 있습니다.

결핵

결핵은 우리나라에서 흔한 폐질환이며, 국민의 1% 가량은 결핵이 있을 것으로 봅니다.

X선 촬영을 하면 현재 폐결핵이 있는지 찾아낼 수 있습니다. 과거에 결핵을 앓았던 흔적을 발견하는 경우도 많습니다. 과거에 결핵을 앓아서 치료한 기억이 있는 경우도 있지만 자신도 모르는 사이에 앓고 지나

[폐결핵]

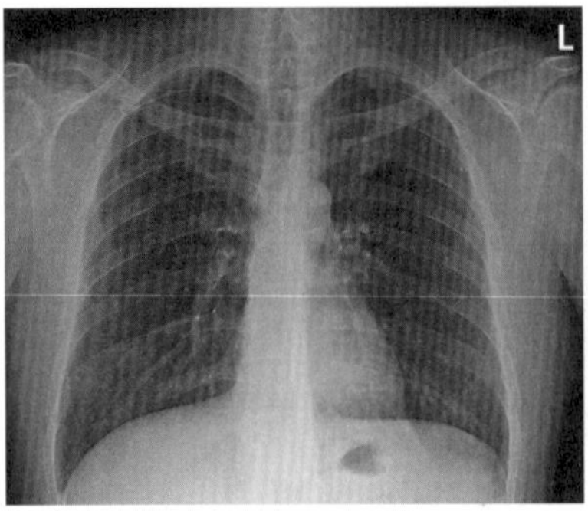

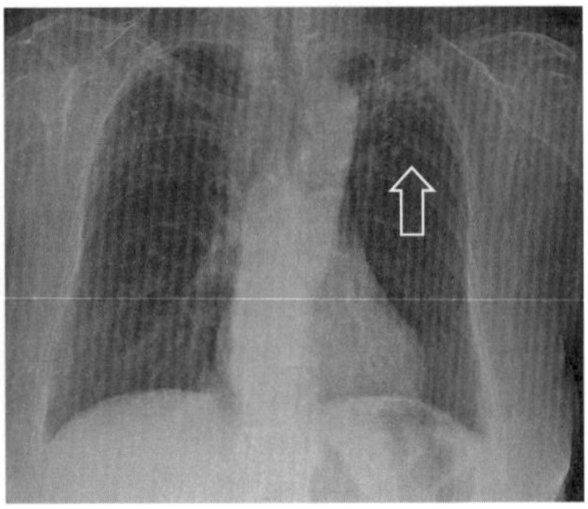

왼쪽의 정상 흉부 X선 사진에 비해 오른쪽 사진에서는 폐의 꼭대기에 희끗희끗한 결핵의 흔적이 보입니다(빈 화살표).

가 흔적만 남은 경우도 많죠. 흉부 X선 결과 지금은 결핵균이 활동하지 않거나 다른 사람에게 감염을 일으키지 않는다면 '비활동성'이라고 부릅니다. 그리고 이 흔적을 상처가 아문 흔적인 '섬유화' 또는 '섬유흔'이라고도 부르는데, 꼭 결핵이 아니더라도 과거에 폐렴이나 기관지염을 앓은 경우에도 흔적이 남을 수 있습니다. 또한 과거에 결핵을 앓아 한쪽에 늑막염 흔적이 남아있는 경우도 있습니다. 비활동성 폐결핵의 경우 면역력이 약해지면 결핵이 다시 활동성으로 변할 소지는 남아있습니다.

현재 X선 사진에서 활동성 결핵일 여지가 있을 경우 진료실에서 확실하게 진단하는 방법은 가래를 뱉도록 하여 그 안에 결핵균이 있는지를 확인하는 것입니다. 그렇지만 폐결핵이 있더라도 가래를 잘 뱉지 못하는 사람도 있어 검사에 어려움이 있습니다. 이 경우에는 X선보다 좀 더 자세히 폐의 상태를 볼 수 있는 폐 CT 검사를 추가로 해볼 수 있습니다.

만성폐쇄성폐질환(만성 기관지염과 폐기종)

담배를 많이 피우는 사람들이 가장 걱정하는 것은 혹시 폐암이 생겼을까 하는 것입니다. 그런데 폐암 못지않게 중요한 것이 만성폐쇄성폐질환이라는 질환입니다. 만성폐쇄성폐질환이란 담배를 오랜 기간 많이 피웠을 경우 가스교환을 담당하는 폐의 작은 단위인 허파꽈리(폐포)가 상하고 중년 이후부터는 가래가 끓고 숨이 차는 질환이죠.

만성폐쇄성폐질환은 만성 기관지염과 폐기종으로 나뉘는데, 특히 폐기종이 꽤 심한 경우에는 흉부 X선 검사에서도 폐가 상당히 많이 상한 것을 확인할 수 있습니다. 물론 폐 CT를 추가로 촬영하면 더 확연히 드러나죠. 반면에 만성폐쇄성폐질환이 있더라도 초기인 경우에는 흉부 X선 사진만으로 정상 소견과 구분이 잘 되지 않습니다. 무엇보다 이런 걱정을 하지 말고 담배를 끊는 것이 가장 현명하겠죠.

[폐기종]

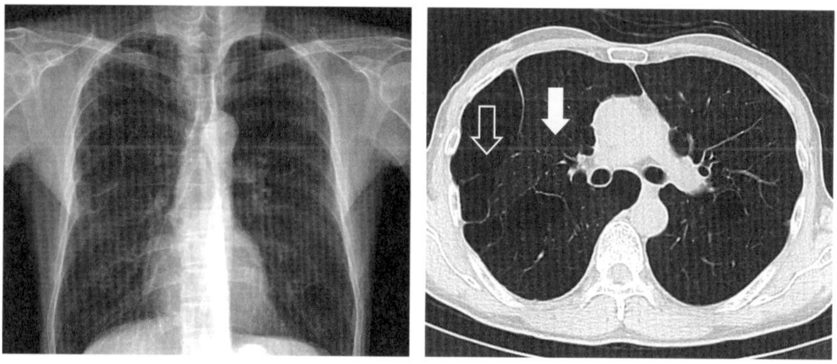

담배를 오랜 기간 계속 피면 폐조직이 손상되어 폐기능이 떨어지기 시작하고 더 심해지면 X선(왼쪽)과 CT(오른쪽)에서 이상 소견이 확인될 수 있습니다. 흉부 CT를 보니 정상 폐조직(흰 화살표)이 사라진 부위에 폐의 역할을 제대로 하지 못하는 공기 주머니(빈 화살표)가 생겼네요.

폐결절

X선 촬영에서 폐 안에 덩그러니 혹 같은 것이 보이는 경우가 있습니다. 다른 부위와 마찬가지로 작은 혹을 '결절'이라고 하는데, 폐에서는 흔히 3 cm보다 작으면 결절, 3 cm보다 크면 덩어리를 뜻하는 '종괴' 또는 '종물'이라고 합니다. 만약 3 cm 이하인 폐결절의 개수가 하나이고 주위가 정상 폐로 둘러싸여 있으면 고립되어 있다고 해서 '고립성 폐결절'이라고 합니다.

하지만 결절이든 종괴든 이것이 얌전한 혹인지(양성종양), 아니면 걱정스러운 혹인지(악성종양, 즉 암) 판단을 해야 합니다. 만약 전에 찍은 X선이 있으면 그때에도 혹이 있었는지, 있었다면 크기와 모양에는 변화가 없는지 먼저 확인하는 게 좋습니다. 여기에 폐 CT를 추가로 촬영하면 양성종양과 악성종양을 가늠하는 데 많은 도움이 됩니다. CT 결과에 따라 폐조직검사를 하는 것이 좋을지, 아니면 몇 개월 간격으로 CT 검사를 하면서 관찰하는 것이 좋을지를 결정하기도 합니다.

의료진이 폐조직검사를 염두에 두는 경우는 무엇보다 담배를 피우는 경우입니다. 그만큼 흡연자에서는 폐암 발생 가능성이 높기 때문이죠. 폐암에 대해서는 Part 2 폐암 검사(p.48)를 참고해 주세요.

006

폐기능검사

월드컵 시즌이 되면 TV에서 국가대표 축구대표팀 선수들이 런닝머신 위에서 달리면서 심폐기능을 측정하는 장면이 나오곤 합니다. 심장과 함께 폐의 기능인 폐활량을 측정하는 것인데요. 건강검진에서도 이처럼 폐활량을 측정하는 검사가 있습니다. 바로 폐기능검사죠. 물론 건강검진에서는 태극전사처럼 뛰지는 않습니다.

폐(허파)는 산소와 이산화탄소를 교환해주는 역할을 하죠. 몸에 필요한 산소는 폐를 거쳐 공급되고 몸에서 만들어진 이산화탄소는 폐를 거쳐 몸 밖으로 나옵니다. 평소 숨을 쉴 때 코와 입으로 공기가 들어오고 나가는데 이렇게 출입구가 두 개면 나가는 공기의 양을 측정하기 어려우니 폐기능검사를 할 때는 코를 막고 입으로 공기를 힘껏 내쉬도록 합니다.

폐기능검사는 얼마나 검사에 협조를 잘 하느냐에 따라 결과가 많이 달라질 수 있습니다. 검사자의 설명을 잘 듣고 심호흡을 해서 숨을 최대한 들이마신 뒤 내쉬라는 신호와 함께 있는 힘껏 끝까지 숨을 내쉬어야 정확한 검사가 됩니다.

폐기능검사 결과는 보통 4가지로 나오는데요. 힘껏 숨을 내쉴 때 1초 동안 나가는 공기의 양(FEV1)과 최대한 노력해서 늘릴 수 있는 폐활량(FVC)의 비율을 구해서 정상, 폐쇄성 장애, 제한성 장애, 혼합성 장애 등으로 판독하게 됩니다.

폐쇄성 장애는 숨을 내쉬는 동안 기도가 좀 더 일찍 닫히면서 공기가 충분히 나가지 못하는 경우인데요. 대표적으로 천식이나 만성폐쇄성폐질환(만성 기관지염과 폐기종)을 들 수 있습니다. 찬바람을 쐬거나 꽃가루가 날릴 때 기침이 자주 나고 가슴이 답답했다면 천식일 가능성이 있습니다. 또한 오랫동안 담배를 피워왔고 가래가 많이 끓는다면 만성폐쇄성폐질환일 가능성이 있습니다. 그런데 천식의 경우 증상이 없을 때 폐기능검사를 하면 정상으로 나올 수도 있습니다. 따라서 정말 천식이 의심될 경우에는 필요할 경우 기관지 수축을 유발하는 약물을 투여한 후 시행하는 폐기능검사를 추가로 받는 것이 좋습니다.

제한성 장애는 숨을 내쉬는 동안 공기의 흐름이 빨리 막히지는 않지만 전반적으로 폐활량 자체가 줄어든 상태를 말합니다. 단순하게는 비만에서부터 폐조직이 점점 딱딱해지는 간질성 폐질환까지 원인은 다양합니다. 그리고 혼합성 장애는 폐쇄성 장애와 제한성 장애의 특성을 함께 갖고 있는 경우를 말합니다.

다시 강조하지만 폐기능검사는 얼마나 제대로 심호흡을 하고 힘껏 숨을 내쉬었는지에 따라 검사 결과가 크게 달라질 수 있습니다. 원래는 폐기능이 정상인데 호흡을 약하게 해서 정상이 아닌 것처럼 나올 수도 있죠. 따라서 검사자의 설명을 잘 듣고 최선을 다해 숨을 쉬기 바랍니다.

[폐기능검사]

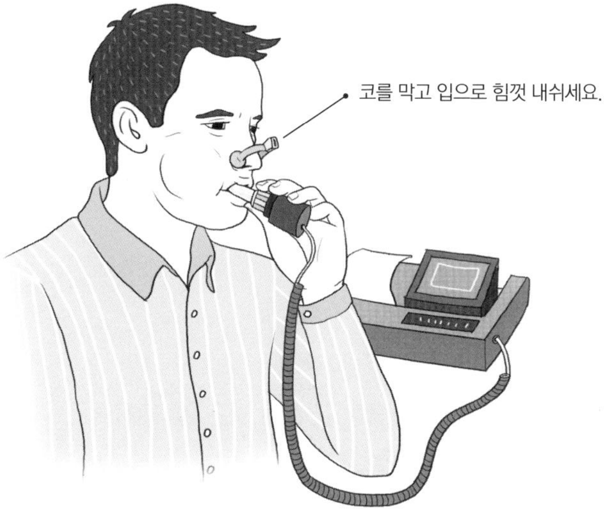

[폐기능검사 결과 판독]

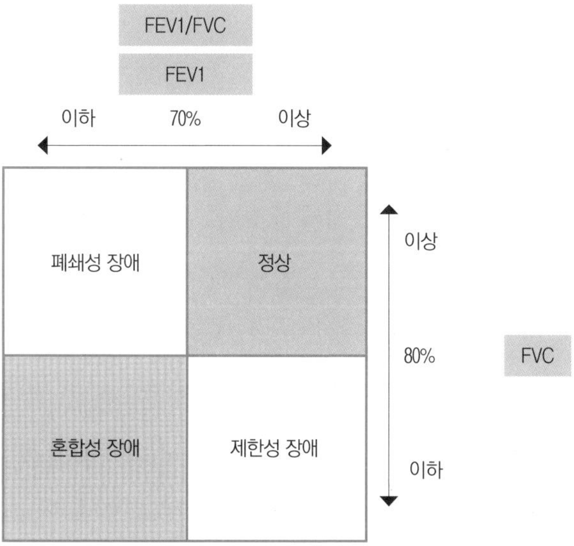

• FEV1: 힘껏 숨을 내쉴 때 1초 동안 나가는 공기의 양
• FVC: 최대한 노력해서 늘릴 수 있는 폐활량

007

비만 검사

비만이 만병의 근원인 것은 잘 알지요? 고혈압, 당뇨병, 이상 지질혈증, 그리고 최근에는 각종 암들이 비만과 관련이 있다고 알려졌습니다. 예를 들어, 대장암, 전립선암, 유방암, 난소암 등이죠. 이제 비만을 확인하는 검사들을 알아봅시다.

체질량지수와 허리둘레

가장 간단하면서도 가장 대표적인 비만 검사법입니다. 체질량지수는 키와 몸무게만 알면 쉽게 구할 수 있어요. 이때 키의 단위는 cm가 아니라 m이고요. 몸무게는 kg으로 해야 합니다. 체질량지수를 구하는 공식은 '몸무게(kg) ÷ 키(m)의 제곱'입니다. 예를 들어, 키가 170 cm면 1.7 m로 계산공식에 넣고, 몸무게가 80 kg이면 그대로 공식에 넣을 수 있겠네요. 따라서 체질량지수는 $80 \div 1.7^2$이니까 반올림해서 27.7이 나옵니다. 스마트폰의 계산기를 이용하거나 아예 비만 관련 어플리케이션을 이용하면 더 쉽게 구할 수도 있죠. 계산한 체질량지수가 23부터는

[복부비만의 기준]

허리둘레: 남자 90 cm 이상, 여자 85 cm 이상

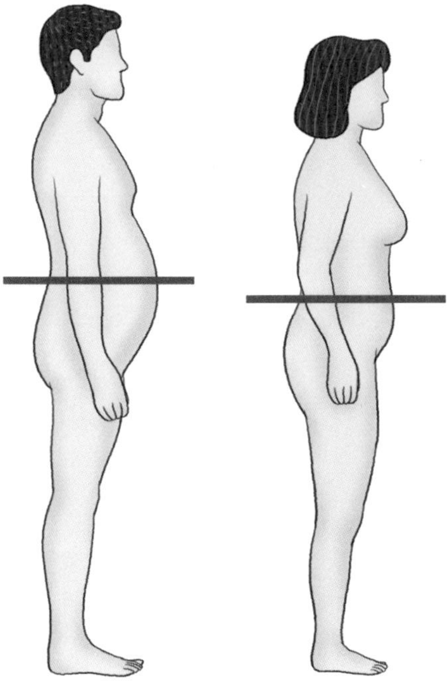

과체중, 25부터는 비만입니다.

그런데 평소 아령도 열심히 들고 운동을 해서 근육량이 많은 사람들은 실제 비만이 아니어도 근육 때문에 몸무게가 늘어날 수 있죠. 문제가 되는 것은 바로 뱃살, 즉 복부비만이니까 배가 얼마나 나왔는지를 좀 더 자세히 아는 것도 중요하겠습니다. 복부비만을 쉽게 확인하는 방법은 줄자를 이용하여 허리둘레를 재는 겁니다. 이때 주의할 점은 발을 어깨너비로 벌린 상태로 서서 편안하게 숨을 내쉰 채 배가 가장 나온

부위의 허리를 재야 한다는 거죠. 배가 덜 나와 보이려고 숨을 들이쉬거나 배를 홀쭉하게 만든 후 재면 당연히 허리둘레가 작게 측정될 테니까요. 이렇게 측정한 허리둘레가 우리나라 사람을 기준으로 남자는 90 cm, 여자는 85 cm부터 복부비만이 있다고 봅니다.

체성분 검사

체성분 검사란 몸에 있는 수분, 단백질, 지방 등의 비율을 확인하는

[체성분 검사]

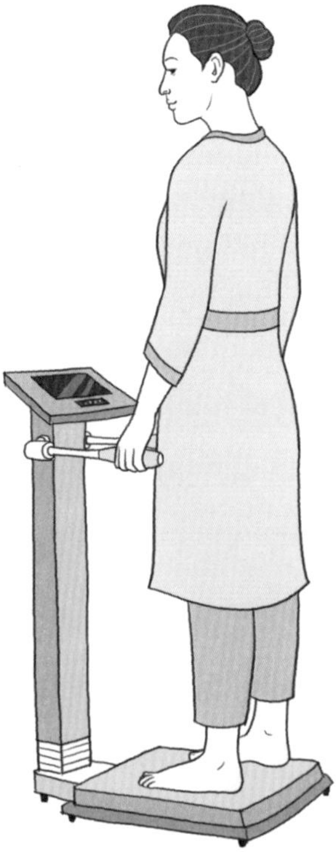

검사로 생체 전기저항 분석법이라는 것을 이용합니다. 전류가 통하는 성분이 수분, 단백질, 지방 중 어느 것이냐에 따라 전류의 흐름이 달라지겠죠. 이러한 성질을 이용해 우리 몸에 약한 전류를 흘린 후 양쪽 손과 발에서 전류의 흐름을 측정함으로써 몸의 구성성분을 간접적으로 추정하는 방식입니다. 이 검사를 할 때에는 전류에 영향을 줄 수 있는 금속성 물질인 시계, 목걸이 등은 몸에 걸치지 않고 양발을 편안하게 벌린 상태로 서서 측정합니다. 체지방이 남성에서는 25% 이상, 여성에서는 30% 이상이면 비만으로 판정합니다.

지방 CT

배가 나왔다고 해도 지방이 많은 부위가 피부 밑인 피하지방인지, 아니면 배 안쪽인 내장지방인지도 중요하죠. 허리둘레만으로는 피하지방

[지방 CT]

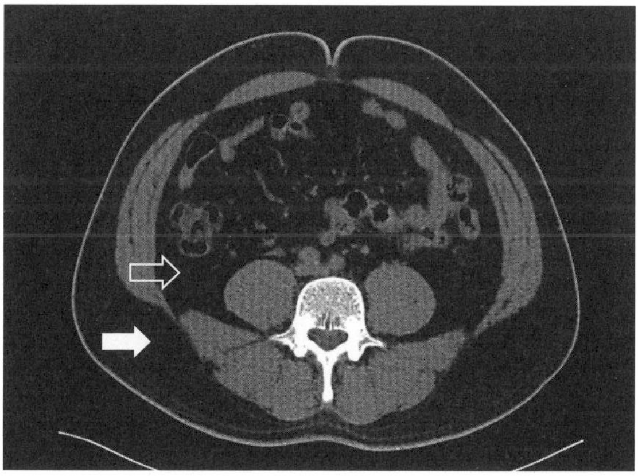

복부 CT와 비슷한데 배 안에 있는 내장지방(빈 화살표)의 범위를 좀 더 잘 볼 수 있습니다. 겉에서 만져지는 피하지방(흰 화살표)보다 내장지방이 당뇨병, 심장 질환 등과 더 관련이 깊습니다.

과 내장지방을 구분할 수 없기 때문에 우리 몸에 안 좋은 지방인 내장지방만을 따로 확인하는 방법이 바로 지방 CT 검사입니다.

복부 CT를 촬영한 후에 배꼽 높이의 단면에서 복부에 있는 근육보다 안쪽에 위치하는 내장지방의 면적을 구하게 됩니다. 이 면적이 남성에서는 100 cm^2 이상, 여성에서는 70 cm^2 이상인 경우에 내장지방 과다로 판정합니다.

008

상부위장관내시경(위내시경)

내시경 검사라고 하면 위내시경부터 떠오르죠? 사실 위내시경 검사는 위만 보는 것이 아니라 식도, 위, 그리고 십이지장의 일부까지 보게 됩니다. 검사 대상이 소화와 관계되는 장기인 위장관의 윗부분에 해당되니 상부위장관을 확인하는 내시경인 셈입니다. 건강검진에서 내시경 검사는 대부분 어렵지 않은데 비위가 약한 사람은 내시경 검사를 받을 생각에 겁부터 냅니다. 하지만 검사 시간이 그리 길지 않고 너무 걱정이 될 경우에는 수면내시경이라는 방법도 있으니 꼭 한 번 받는 것이 좋습니다. 아직도 우리나라에는 위암 발병률이 높고 초기에 진단되면 완치될 수 있으니까요.

내시경 검사를 받을 때에는 평소에 흔들리는 치아가 있는지, 틀니를 하고 있는지, 턱이 자주 빠지는지를 의료진에게 알려주세요. 그리고 수면내시경을 받는다면 평소 심장이나 폐질환이 있는 경우, 잘 때 코를 많이 고는 수면무호흡증이 있는 경우에도 미리 말해주세요.

역류성 식도염

평소에 속이 자주 쓰리고 신물이 올라온다면 꼭 의심해야 하는 질환이 위식도역류질환입니다. 어떤 때는 가슴이 아프기도 해서 마치 심장에 무슨 일이 생긴 것은 아닌가 하는 착각이 들 때도 있죠.

위식도역류질환이란 위에 있어야 하는 위산이 거꾸로 식도로 올라와 생기는 증상을 일으키는 것입니다. 위산이 반복해서 거꾸로 올라오면 식도점막에 마치 손톱으로 긁은 것처럼 상처가 나는 역류성 식도염이 생길 수 있습니다. 그런데 위산이 역류해도 내시경 검사에서 나타나지 않는 경우가 있습니다. 평소에 이런 증상이 있다면 내시경 검사에서 괜찮더라도 위식도역류질환에 대한 약을 복용할 수 있습니다.

위산이 식도로 올라오지 않도록 하는 데 도움이 되는 방법에는 어떤 것들이 있을까요? 배의 압력, 즉 복압이 상승하면 위의 내용물이 식도 쪽으로 넘어오기 쉽습니다. 따라서 배가 나오지 않게 체중을 줄이는 것이 좋습니다. 그리고 음식을 먹은 후 바로 눕거나 잠을 자는 것도 좋지 않고요. 그래서 취침 3시간 전에는 음식 섭취를 자제해야 합니다. 증상이 심하면 잘 때 베개의 높이를 좀 더 높게 하는 것도 도움이 됩니다.

식도와 위 사이에는 음식물이 올라오지 못하도록 조이는 근육이 있습니다. 커피, 초콜릿, 술, 박하, 기름진 음식 등은 이 근육을 헐겁게 해서 위산이 올라오게 하므로 피하는 것이 좋습니다. 담배도 끊어야 하고요.

이것들만 지켜도 증상이 훨씬 좋아집니다. 만약 증상이 계속된다면 약물치료를 시작하세요.

[역류성 식도염]

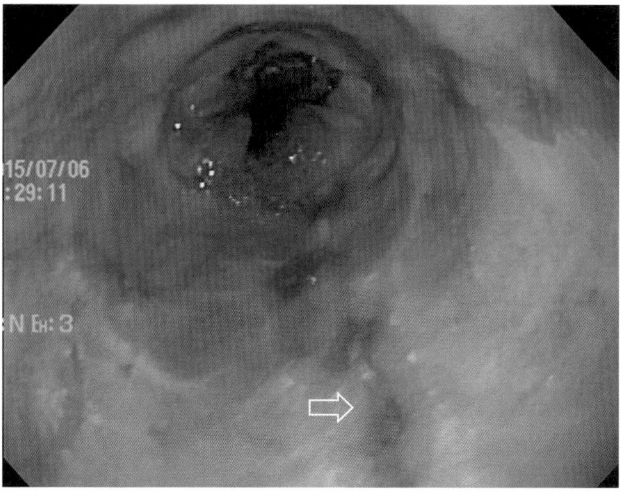

상부위장관내시경을 보면 위에서 식도로 넘어온 위산으로 인해 손톱으로 긁힌 것처럼 상처가 난 식도염이 관찰됩니다(빈 화살표).

위염

내시경 검사에서 가장 흔히 나오는 결과가 위염이죠. 그만큼 만만한 진단인 것 같지만 막상 결과지를 받아 보면 어려워 보입니다. 만성 표재성 위염, 만성 위축성 위염, 출혈성 위염, 장상피화생 등 왜 이리 이름도 많고 복잡한지 헷갈립니다.

우선 위염이 있다고 해서 반드시 약을 먹어야 하는 것은 아닙니다. 술을 줄이거나 짜고 매운 음식 등 자극적인 음식을 줄여도 약 없이 좋아지는 경우가 많습니다. 아스피린 같은 약물이 위염을 일으키는 경우가 있습니다. 이런 경우에는 처방을 받은 곳에서 상의하기 바랍니다. 위염이 심하지 않고 심장질환이나 혈관질환 때문에 항혈전제나 와파린 등 항응고제를 꼭 복용해야 하는 상황이라면 계속 복용하는 게 더 나을 수도 있

[만성 표재성 위염]

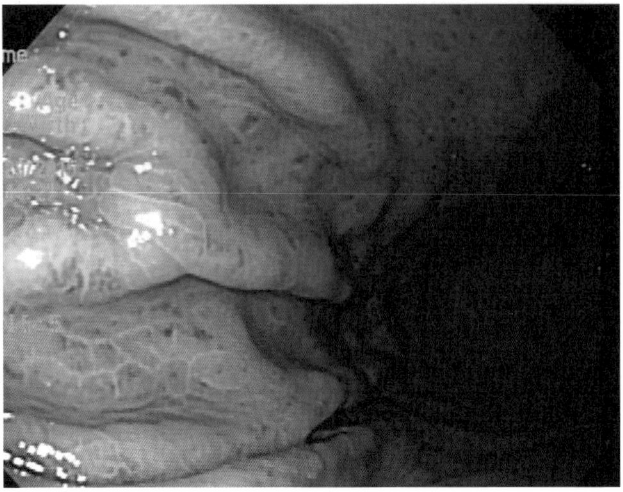

위벽이 전반적으로 울긋불긋하게 보입니다. 표재성 위염은 나타나는 양상이 다양합니다.

거든요. 하지만 속이 자주 쓰리고 아프고 소화가 잘 안 되는 등의 증상이 있다면 의료진과 상담 후 위염에 대한 약을 복용하는 것도 방법입니다.

여러 위염 가운데 그래도 관심을 가져야 하는 위염이 있다면 바로 '만성 위축성 위염'입니다. 보통 중년 이상에서 이 결과가 자주 나오죠. 만성 위축성 위염이란 위염이 반복되면서 위산이 분비되는 위샘과 점막이 위축된 상태입니다. 그러다 보니 위산 분비가 점점 줄어들어 소화가 잘 안 되거나 더부룩한 증상이 생기게 되죠.

그런데 만성 위축성 위염이 오래 지속되면 장상피화생, 이형성, 위암으로 서서히 진행하는 경우도 있습니다. 장상피화생이란 정상적으로 보여야 할 위점막의 모양이 변해 마치 소장이나 대장에서 볼 수

[만성 위축성 위염]

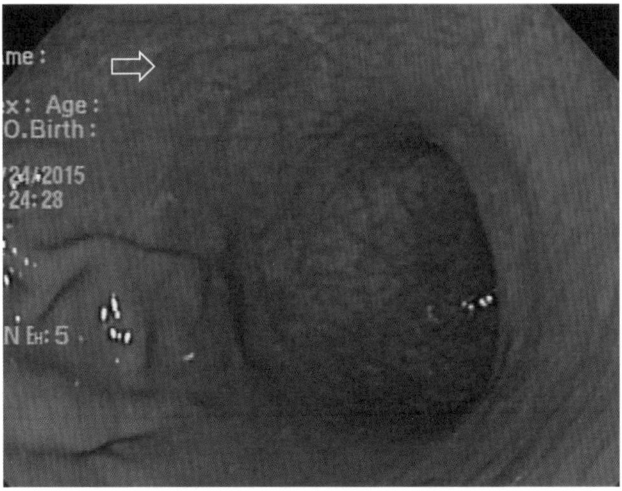

위벽이 얇아져 조금 창백하면서 벽 밑에 있는 혈관이 비쳐 보입니다(빈 화살표).

있는 점막처럼 된 것을 말합니다. 장상피화생은 나중에 이형성으로 진행할 수 있는데, 이형성은 세포의 모양이 암으로 변해가는 단계에 있는 것입니다. 즉, 이형성은 나중에 위암으로 발전할 수 있죠. 그렇다고 만성 위축성 위염 단계에서 특별한 치료가 있는 것은 아닙니다. 다른 위염보다는 관심을 갖고 정기적으로 내시경 검사를 할 것을 권합니다.

위궤양, 십이지장궤양

궤양이란 위나 십이지장의 점막이 움푹 파인 것을 말합니다. 일반적으로 궤양이 분화구처럼 움푹 들어간 정도면 속이 쓰리거나 아프고 소화가 잘 안 되는데, 드물게 아무런 증상을 못 느끼는 사람들도 있습니다.

[위궤양]

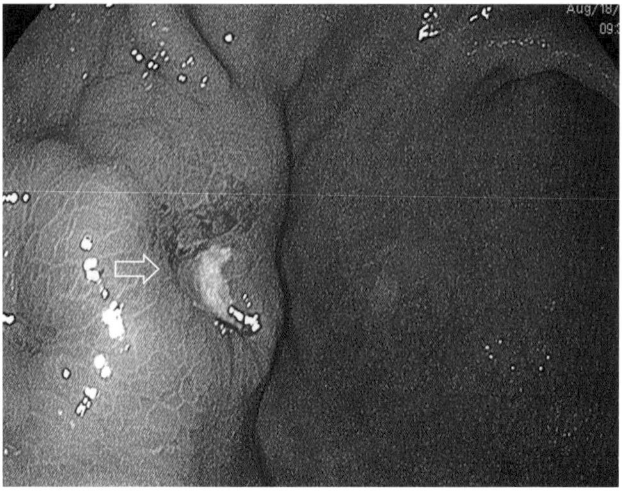

위내시경으로 보니 화산 분화구처럼 움푹 파인 위궤양이 보이네요(빈 화살표).

궤양을 일으키는 원인은 다양합니다. 가장 흔한 원인은 헬리코박터라는 세균이죠. 텔레비전에서 요구르트 광고를 통해 자주 접했지요? 이 세균은 위염과 위궤양, 십이지장궤양은 물론이고 위암도 일으킬 수 있습니다. 그래서 궤양의 소견이 관찰되면 대체로 헬리코박터가 있는지 검사를 하고요. 헬리코박터가 있으면 이 세균을 잡는 약을 1주일 정도 복용해야 합니다. 물론 궤양 치료제도 함께 복용해야죠.

관절이 아파서 먹는 소염진통제가 궤양을 일으키기도 합니다. 내시경 검사에서 위궤양이나 십이지장궤양이 확인되었다면 혹시 지금 복용하고 있는 약이 있는지 곰곰이 생각해 보세요. 그리고 지나친 음주도 궤양의 원인이 됩니다.

십이지장궤양과 달리 위궤양의 원인이 악성종양, 즉 위암인 경우도 있습니다. 같은 위궤양이라 하더라도 내시경 검사에서 모양이 안 좋아 보이면 의료진은 조직검사 결과를 더 주의 깊게 봅니다. 내시경 검사에서 위암의 가능성이 있었는데 조직검사에서 염증 소견만 나온 경우에는 일단 약물치료를 시작하고 얼마 후 다시 내시경 검사를 받을 것을 권합니다. 다시 실시한 내시경 검사에서 궤양이 크게 좋아지지 않고 여전히 모양이 좋지 않으면 재차 조직검사를 하게 됩니다. 위암에 관한 자세한 내용은 Part 2 위암/식도암 검사(p.42)를 참고해 주세요.

009

하부위장관내시경(대장내시경)

구불구불한 대장의 길이는 무려 1.5 m나 됩니다. 식생활이 서구화되면서 육류 섭취가 점점 늘어나 대장질환도 늘고 있는데요. 이상 유무를 제대로 확인하려면 대장내시경만한 검사도 없습니다. 대장내시경 검사를 받으려면 상부위장관내시경 검사 때처럼 금식은 물론이고 장을 깨끗이 비우기 위해 별도의 약을 먹어야 합니다. 자세한 내용은 Part 2 대장암 검사(p.45)를 참고해 주세요.

용종(폴립)

용종(茸腫)은 점막부터 시작해서 장의 내부 안쪽으로 튀어나온 작은 혹을 말합니다. 같은 말로 영어로는 폴립(polyp)이라고 하죠. 사람에 따라 용종의 크기와 개수도 다양합니다. 어떤 사람은 유전적으로 대장에 용종이 많이 생기는 경우도 있고요.

건강검진에서 대장내시경 검사를 하는 가장 큰 이유는 대장암으로 발전할 수 있는 대장용종을 찾아내는 데 있습니다. 의학기술이 발달해 내

[대장용종]

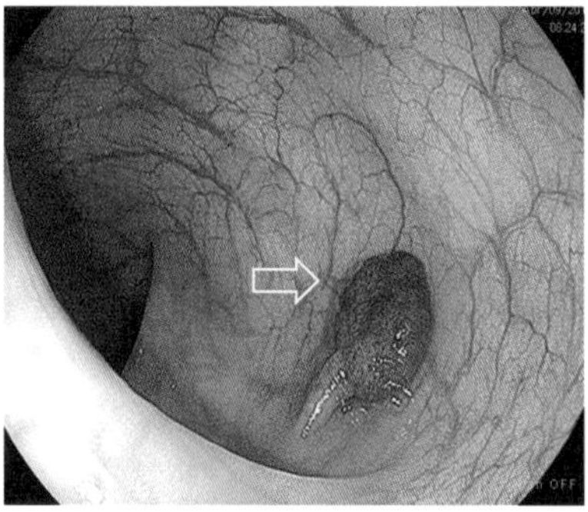

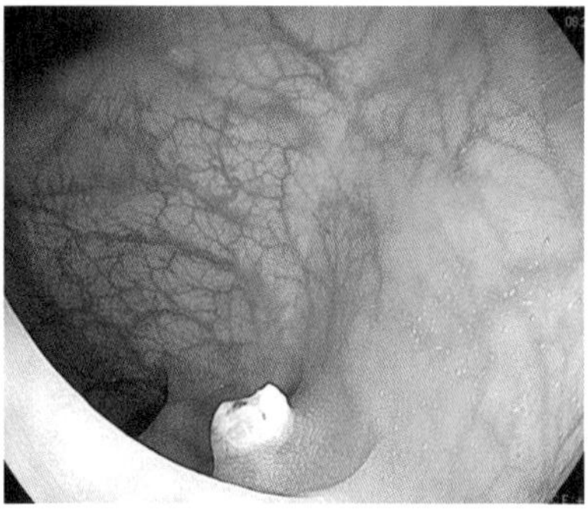

내시경에서 대장 안으로 돌출된 용종(빈 화살표)이 관찰됩니다. 내시경을 하면서 조직검사를 할 수도 있고 경우에 따라 용종을 잘라 제거할 수도 있습니다(오른쪽 사진).

시경 검사로도 용종을 바로 제거할 수 있습니다.

대장에서처럼 상부위장관내시경에서 위용종이나 십이지장용종이 발견되는 경우도 있는데, 이들 용종이 모두 위암이나 십이지장암으로 발전하지는 않으므로 크기가 작으면 두고 보는 경우도 있습니다.

게실

용종은 장의 안쪽으로 불룩 튀어나온 것이었죠. 반대로 장의 바깥쪽으로 주머니처럼 튀어나간 것을 게실(憩室)이라고 합니다. 장을 구성하는 벽의 일부가 약해져 마치 골프장 그린의 홀컵처럼 들어간 부분이죠. 게실은 휴게실(休憩室)과 한자가 같아요. 내시경 검사에서 보면 생김새가 방처럼 안으로 들어가 있기 때문인데, 순우리말 의학용어로 '곁주머니'라고도 합니다.

게실은 대장에서 가장 흔히 발견되지만 식도, 위, 십이지장에서도 생

[대장게실]

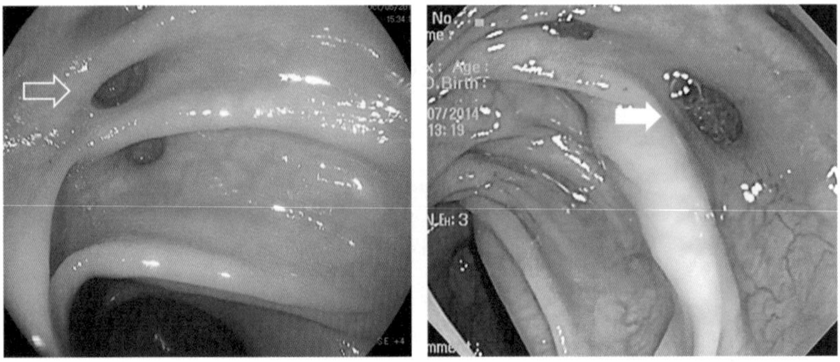

대장벽이 바깥으로 돌출되어 나간 게실 소견입니다(빈 화살표). 이 안으로 대변이 낄 수 있기 때문에(흰 화살표) 변비가 안 생기는 식습관을 갖도록 합시다.

길 수 있습니다. 대장게실은 보통 증상이 없고 내시경 검사 또는 항문으로 액체를 넣은 뒤 장을 촬영하는 대장이중조영검사를 받다가 우연히 발견되는 경우가 대부분입니다. 대장게실은 아시아 사람의 13~25%에서 있다고 할 만큼 흔하고, 나이가 들수록 점점 증가해 40대에는 발생률이 20% 미만이지만 60대가 되면 60%까지 증가합니다.

하지만 게실이 있다고 특별히 치료를 하지는 않습니다. 다만 대변이 게실 안에 끼어들어가 오래 머물면 염증이 생기고 부을 수 있습니다. 그러면 아랫배가 아프고 열이 날 수 있죠. 이것이 바로 게실염인데, 대장게실 환자의 4~15%에서 이러한 게실염이 생길 수 있습니다. 게실염이 생기면 빨리 항생제를 투여해 염증을 가라앉혀야 합니다. 게실염이 진행하면 배 안에서 염증이 터져 복막염을 일으킬 수 있고 응급수술을 해야 하거든요. 또한 대장게실 환자의 5~15%는 출혈을 일으켜 대변에 피가 섞여 나오기도 합니다.

정리하면, 대장내시경 검사에서 우연히 대장게실이 발견되더라도 증상이 없으면 치료가 필요하지 않습니다. 다만 게실염을 예방하기 위해 평소에 변비가 생기지 않도록 기름진 음식이나 육류보다는 섬유소가 풍부한 음식을 섭취하는 것이 좋습니다. 또한 체중이 많이 나갈수록 게실염과 게실 출혈이 잘 생기므로 체중감량에 신경써야 합니다.

염증성 장질환(궤양성 대장염과 크론병)

장에 염증이 생겼다 하면 종종 배탈과 설사로 고생하는 급성 장염이 먼저 떠오르죠. 그런데 염증성 장질환은 이렇게 잠깐 아팠다가 완전히 좋아지는 병이 아니라 계속해서 장에 만성 염증을 일으키는 병입니다. 그래서 대변에 피가 섞여 나오고 좋아지는가 싶으면 다시 반복되는 병이죠. 배가 아프면서 열이 나기도 합니다. 이로 인해

[염증성 장질환]

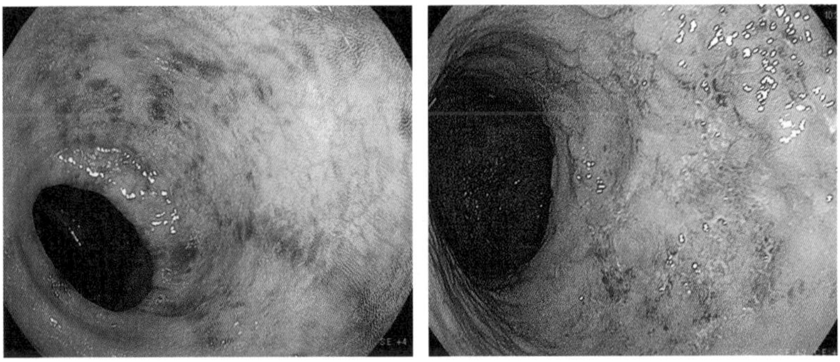

대장벽이 헐어있는 염증성 장질환의 소견입니다. 배가 자주 아프고 설사를 반복하거나 대변에 피가 날 수도 있습니다.

오랜 기간 약물치료가 필요한 병인데 대표적으로 궤양성 대장염과 크론병이 있습니다. 여러 원인이 제시되고 있지만 아직까지는 똑 부러지게 왜 생기는지는 잘 모릅니다.

염증성 장질환이 있을 경우 내시경 검사에서 대장의 군데군데가 헐어있는 모습을 보일 수 있습니다. 간혹 장에 생기는 결핵과 구분이 쉽지 않은 경우도 있어 조직검사를 하게 됩니다. 배가 아파서 잠에서 자주 깨는 경우, 종종 갑자기 참기 힘들 정도로 화장실에 달려가고 싶은 경우, 화장실에 다녀와도 개운하지 않고 대변에 코 같은 것이 묻어나오는 경우, 아랫배가 불편하면서 자꾸 살이 빠지는 경우, 치핵(치질)이 없는데도 대변에 자주 피가 비치는 경우, 설사와 열이 자주 반복되는 경우라면 대장내시경 검사를 꼭 한 번 받아보는 것이 좋습니다.

010

복부초음파
: 지방간, 만성 간염, 간경화(간경변), 담석/슬러지, 담낭용종, 비장질환

복부초음파 검사로 간, 쓸개(담낭), 췌장, 콩팥(신장), 비장 등을 확인할 수 있습니다. 이 가운데 간은 가장 큰 장기입니다. 간 결절과 간암에 대해서는 Part 2 간암 검사(p.53)를 참고해 주세요.

지방간

건강검진에서 지방간으로 나오는 경우는 매우 흔합니다. 가장 흔한 간질환이 지방간일 정도니까요. 지방간이 있으면 초음파 검사에서 간이 콩팥에 비해 좀 더 밝게 보이고, 심할 경우에는 전반적으로 밝아서 아래로 횡격막이 잘 안 보일 정도입니다. 초음파 검사로 지방간 소견이 보이면서 간기능 수치인 AST, ALT가 높으면 지방간염일 수 있습니다. 지방간과 지방간염 모두 지방간질환이죠.

지방간이 생기는 대표적인 이유는 주로 술과 비만 때문입니다. 음주로 인한 지방간은 알코올성 지방간, 음주를 제외한 원인인 경우는 비알코올성 지방간이라고 합니다. 술을 많이 마시지 않더라도 체중이

[지방간]

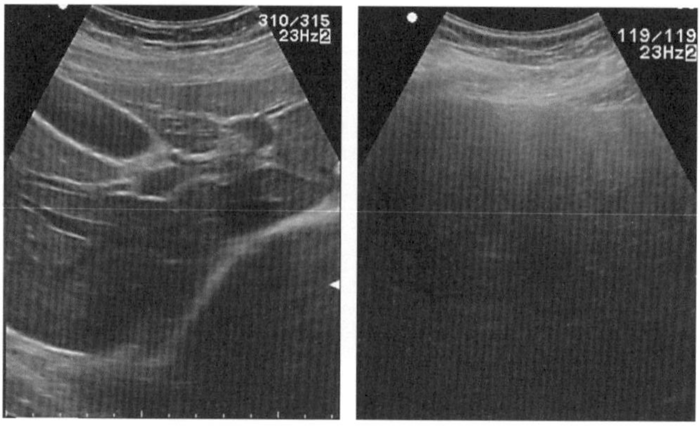

정상 간(왼쪽 사진)에서는 간 안에 있는 담관, 혈관 등이 잘 보이지만 지방간(오른쪽 사진)이 심할수록 전체적으로 희미해져서 심지어 아래쪽의 횡격막도 잘 보이지 않습니다.

많이 나가거나, 당뇨병이 있거나, 콜레스테롤 수치가 높아도 지방간이 생길 수 있어요. 지방간질환일 때 술이나 비만과 같은 원인을 교정하면 '지방간염 → 지방간 → 정상 간'으로 다시 돌아갈 수 있습니다. 하지만 방심하고 관리하지 않으면 반대로 '지방간 → 지방간염 → 간경화 → 간암'으로 될 수도 있으니 관심을 가져야겠습니다.

만성 간염

오랜 기간 야금야금 간세포에 염증을 일으키는 간염 바이러스가 있습니다. 바로 B형과 C형 간염 바이러스인데요. 이 바이러스가 있을 경우 나중에 간암을 일으킬 수 있기 때문에 정기적으로 간초음파 검사를 권합니다. 간초음파 검사에서 간암까지는 아니더라도 만성 간염의 소견이 관찰되는 경우가 있습니다. 만성 간염 초기에는 정상 간이나 지방간과 구분이 잘 안 될 때도 많지만 만성 간염이 더 오래되면 초음파 검사에서 간이 좀 더 거칠게 보입니다.

간경화(간경변)

'간이 딱딱하게 굳었다'는 표현을 들어보았나요? 흔히 간경화(간경변)를 두고 하는 말입니다. 간이 오랜 기간 술, 간염 바이러스 등과 같은 스트레스에 노출되면 말랑말랑한 간 조직이 점점 굳어져 딱딱해지는 것이 간경화입니다.

[간경화]

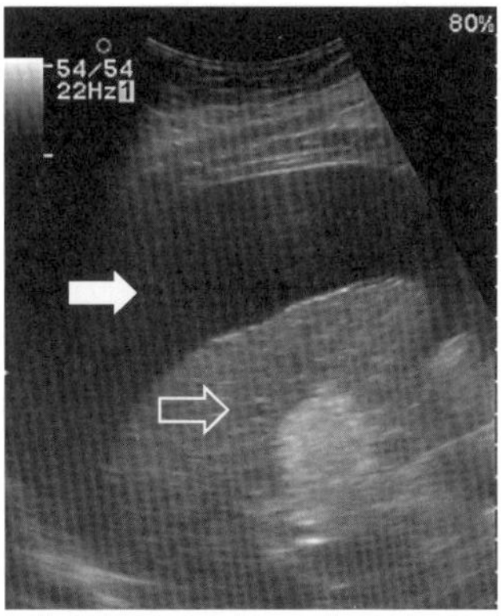

간(빈 화살표) 주위로 물이 가득 차 있는 것이 보입니다(흰 화살표). 간경화의 합병증으로 복수가 찬 것입니다.

간경화 초기에는 초음파 검사에서 눈에 띄지 않을 수 있습니다. 하지만 간경화가 좀 더 진행되면 간 표면이 울퉁불퉁해지고 복수가 생겨 물이 찬 것이 보이기도 합니다. 특히 간경화가 있을 때에는 조금씩 간암으로 변해가는 간 결절이 군데군데 자라고 있을 수 있으므로 각별히 신경을 써야 합니다.

담석/슬러지

쓸개(담낭) 안에 생긴 돌을 담석이라고 합니다. 복부초음파 검사에서 우연히 담석이 발견되는 경우가 있는데요. 쓸개 안에 반짝반짝 빛나는 돌을 확인할 수 있습니다. 초음파 검사에서 물은 까맣게, 돌은 하얗

[담석]

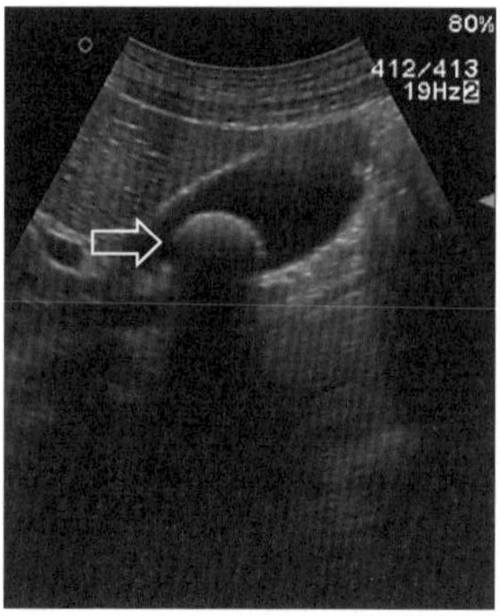

쓸개(담낭) 안에 하얗게 반짝이는 것이 돌, 즉 담석입니다(빈 화살표).

[담낭 슬러지]

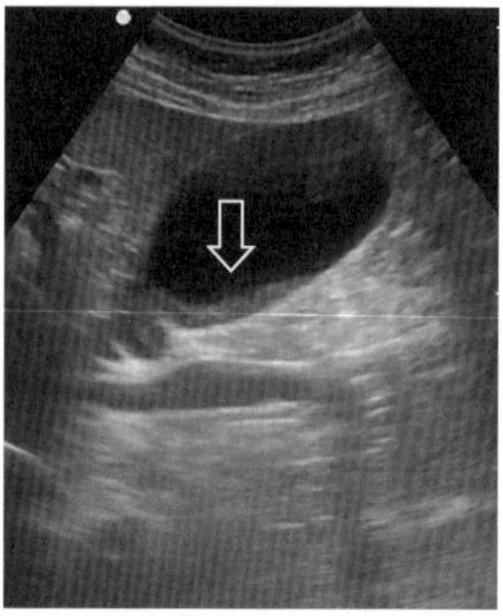

쓸개 안에 회색빛으로 길게 퍼져있는 것이 진흙 같은 슬러지입니다(빈 화살표).

게 보이지요.

담석 때문에 수술했다는 분들을 주위에서 종종 만나는데요. 과연 담석이 있으면 모두 다 수술을 해야 할까요? 그렇지 않습니다. 담석 때문에 배가 자주 아픈 경우, 열이 나면서 복통을 동반한 급성 담낭염

[담석]

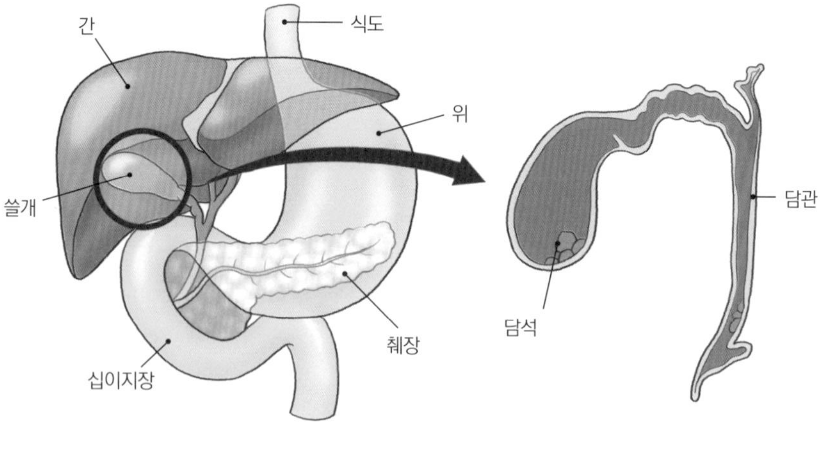

을 일으킨 경우 등 문제를 일으키는 담석이 있을 때만 수술을 합니다. 아무런 증상도 없고 문제를 일으키지 않으면 그냥 두고 봅니다. 다만 담석의 크기가 3 cm를 넘거나 담석이 있으면서 쓸개에 혹이 생긴 담낭용종이 함께 있을 때에는 나중에 담낭암을 일으킬 수도 있으니 미리 수술을 권합니다. 그런데 담석을 수술하지 않고 충격파로 깰 수 있다고 오해하는 사람들이 있는데요. 체외충격파쇄석술로 깰 수 있는 돌은 담석이 아니라 소변이 내려오는 길에 생긴 요로결석입니다.

한편 담낭오니 또는 슬러지라고 하는 것은 담석처럼 돌까지는 아니더라도 쓸개 안에 진흙 같은 것이 생긴 것을 말합니다.

담낭용종

대장내시경 검사에서 대장용종을 다뤘었죠. 그런데 용종은 대장에만 생기는 게 아닙니다. 위, 십이지장, 자궁, 방광, 코에서도 생길 수 있어요.

[담낭용종]

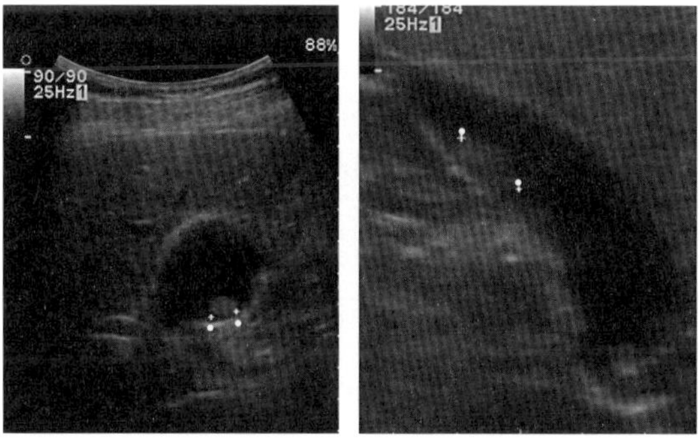

쓸개 안에 작은 혹인 용종이 보입니다. 왼쪽 사진과 같이 1 cm보다 작으면 정기적으로 초음파를 하면서 크기 변화를 보면 되지만 오른쪽 사진과 같이 1 cm가 넘으면 수술을 권합니다.

쓸개에서 용종이 발견되는 경우도 흔합니다. 복부초음파 검사에서 우연히 발견된 용종의 크기가 1 cm가 안 되면 두고 보고 정기적으로 초음파 검사를 하면 됩니다. 그런데 크기가 1 cm를 넘으면 담낭암으로 진행할 수 있기 때문에 증상이 없더라도 수술을 권합니다. 또한 앞서 담석에서 설명한 바와 같이 담석과 함께 담낭용종이 있을 경우에도 담낭암 예방을 위해 수술을 권합니다.

비장질환

비장은 우리 몸의 왼쪽 옆구리에 위치한 큰 장기인데 다른 말로 '지라'라고도 부릅니다. 면역과 관련된 장기인데 비교적 암과 같은 질병이 잘 생기지 않습니다. 건강검진에서는 주로 복부초음파 검사로 비장을 관찰하는데 다른 장기처럼 물혹인 낭종이나 혈관종 등이 생길 수 있지만 대부분 특별한 의미가 없습니다. 아래에 종종 관찰되는 소견을 소개합니다.

(1) 비장비대

말 그대로 비장이 커져있다는 뜻입니다. 비장의 가장 긴 거리를 재면 보통 13 cm를 넘지 않는데 이보다 커진 경우 비장비대로 볼 수 있습니다. 하지만 책마다 기준이 조금씩 다르긴 합니다. 비장비대의 가장 흔한 원인 중 하나가 간경화입니다. 간이 굳는 간경화가 되면 간으로 들어갈 혈액이 정체되면서 비장 쪽으로 혈류가 많이 가서 비장이 커지게 됩니다. 이렇게 비장이 커지면 출혈 부위에서 피를 멎게 하는 역할을 하는 혈액세포인 혈소판이 비장 안에서 많이 깨지게 됩니다. 그래서 오랫동안 간경화를 앓으면 혈소판 수치가 낮은 혈소판감소증이 생길 수 있습니다.

(2) 부비장

[부비장]

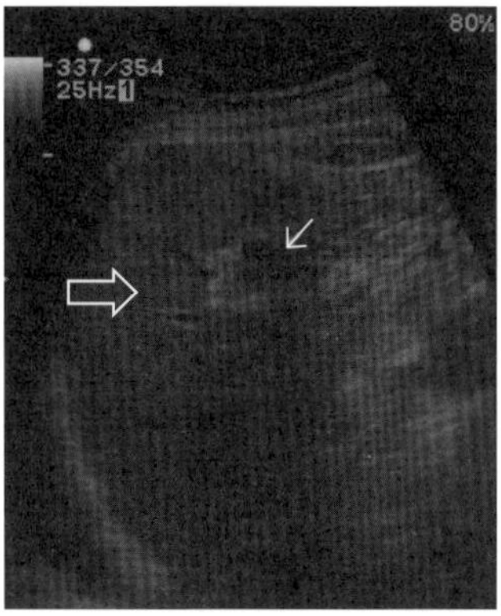

복부초음파 검사에서 비장(빈 화살표) 옆에 작은 부비장(작은 화살표)이 관찰됩니다.

비장은 원래 하나만 있어야 하는데 그 옆에 작은 비장조직이 하나 더 있는 것을 부비장이라고 합니다. 학급에 반장, 부반장이 있고, 회사에 사장, 부사장이 있듯이 붙인 이름이죠. 지라에 덧붙어 있다고 해서 '덧지라'라고도 부릅니다. 아주 꼼꼼히 찾으면 10명 중 1명은 있을 정도로 흔하지만 대부분 1 cm 이내로 작고 발견되더라도 특별한 언급을 안 할 때도 많습니다. 선천적으로 부비장이 생기는 경우도 있고 다친 후 부비장이 생긴 경우도 있습니다. 일상생활에 아무런 지장을 주지 않으므로 걱정할 필요가 없습니다.

부비장이 의미가 있는 경우는 부득이하게 비장을 수술해야 할 때입니다. 가령 비장에서 혈액세포가 계속 파괴되는 특정 질환에서 치료 목적으로 비장을 제거하는 수술을 할 때가 있습니다. 수술이 잘 되면 수술 후 더 이상 혈액세포가 파괴되지 않아야 하는데 좋아지지 않는다면 혹시 숨어있는 비장조직, 즉 부비장이 있는지 찾아봐야 하거든요.

011

골반초음파

: 자궁근종, 자궁선근종, 자궁내막증식증, 난소낭종, 난소암

여성의 자궁과 난소에는 여러 가지 질병이 생길 수 있는데, 이것을 확인하는 데에는 골반초음파가 좋은 검사법입니다. 건강검진에서는 아랫배를 통해 초음파 검사를 하거나 필요한 경우 질을 통해 초음파 검사를 하게 됩니다. 아랫배를 통해 초음파를 볼 경우 자궁과 난소 앞쪽에 있는 방광에 소변이 차 있어야 잘 보입니다. 따라서 검사자의 안내에 따라 검사 전에 물을 충분히 마신 후 소변이 마려울 때까지 참은 뒤 검사를 받는 것이 좋습니다.

자궁근종

자궁에 혹이 있다는 얘기를 많이 들어 보았지요? 여성에서 자궁근종은 제법 많이 생기는데, 건강검진 초음파 검사에서 우연히 혹이 발견되기도 하고 하혈 등의 증상이 있어 초음파 검사를 하다 발견되기도 합니다.

자궁근종은 생기는 부위에 따라 점막하근종, 근육내근종, 장막하근종 등으로 나뉘기도 합니다. 대부분 증상이 없지만 자궁근종의 크기나 위

[자궁근종]

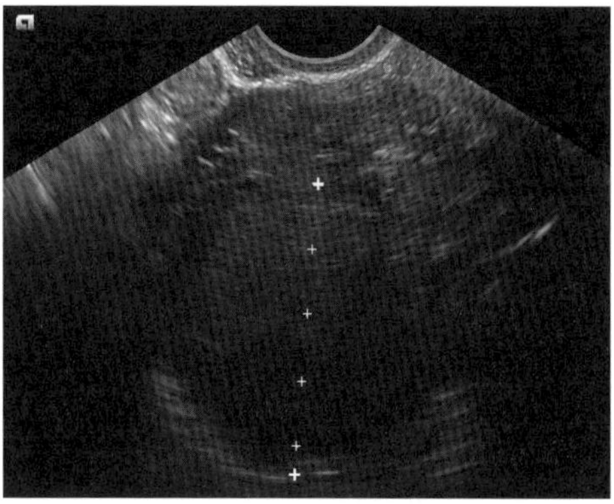

초음파에서 자궁에 4 cm가 넘는 혹이 발견되었습니다(점선).

치에 따라 증상이 다양하게 나타날 수 있습니다. 가령 4명 중 1명 정도는 생리량이 많아지거나 아랫배가 아프거나 하는 증상이 생길 수 있죠.

자궁근종이 있다고 무조건 수술을 하는 것은 아니고 증상이 있는지, 임신을 원하는지에 따라 치료방침을 정하게 됩니다. 특히 폐경이 되면 혹의 크기가 작아지기도 하고 보통 더 생기지 않기 때문에 지켜보는 경우가 많습니다. 하지만 생리량이 많아 빈혈이 심하면 수술을 받기도 합니다. 아무튼 자궁근종이 암으로 발전하는 경우는 거의 없습니다.

자궁선근증(자궁샘근증)

자궁선근증은 자궁의 안쪽 벽, 즉 자궁내막을 이루는 조직이 자궁근육 속으로 깊숙이 자라 들어간 것을 말합니다. 초음파 검사에서 확인되는 경우가 있는데요. 보통 증상이 없을 수도 있지만 생리량이 많아지거나 생리통이 생길 수 있습니다. 나이와 증상의 정도를 고려해 소염진통제와 같은 약물을 처방하거나 수술을 하기도 합니다.

자궁내막증식증

자궁내막이 지나치게 많이 자라나는 질환을 자궁내막증식증이라고 합니다. 초음파 검사에서 자궁내막이 두꺼워진 것을 확인할 수 있습니다. 생리 시기와 상관없이 하혈을 일으킬 수 있는데, 나이 등을 고려해 약물치료나 수술을 하기도 합니다.

난소낭종

낭종은 물혹이라는 뜻이죠. 난소에 생기는 낭종은 생리 주기에 따라 커졌다 작아졌다 하기도 하고 저절로 없어지는 경우도 있습니다. 그래도 혹의 크기가 3 cm를 넘으면 정기적으로 초음파 검사를 통해

[난소낭종]

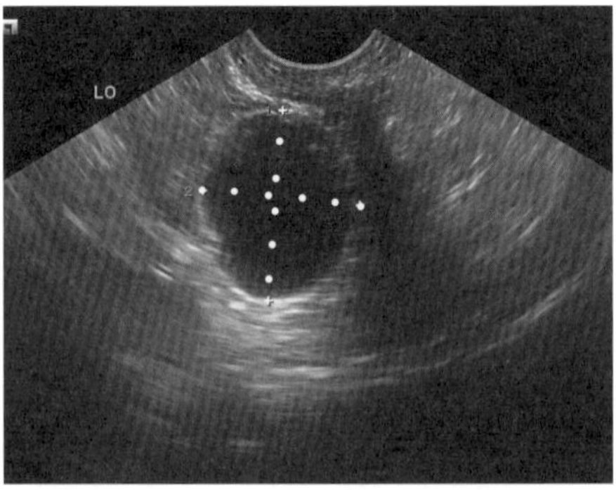

초음파에서 난소에 2 cm가 넘는 물혹이 발견되었습니다(점선).

변화를 확인하는 것이 바람직합니다.

난소암

난소에 혹이 있는데 단순한 물혹이 아니라면 난소암이 아닐까 굉장히 신경이 쓰이겠죠. 초음파 검사를 통해 혹 안에 고체 덩어리가 들어있는지, 혹 안으로 삐죽삐죽 돌기가 생겨있는지, 두꺼운 격벽이 있는지 등 모양을 자세히 관찰하게 됩니다. 난소암이 의심될 때에는 종양표지자인 CA-125 수치가 얼마나 되는지도 확인해야 합니다. 난소암에 대해서는 Part 2 자궁경부암/난소암 검사(p.60)를 참고해 주세요.

012

전립선초음파
: 전립선비대증, 전립선암

남자에서는 방광으로부터 소변이 내려가는 길인 요도 주위에 전립선이라는 기관이 있습니다. 정상적인 전립선은 크기가 호두만한데, 전립선이 붓거나 혹 또는 염증이 생길 때도 있습니다. 전립선초음파는 전립선이 커졌는지, 혹이 있는지 확인하는 데 도움을 줍니다. 건강검진에서는 보통 아랫배를 통해 초음파를 보기 때문에 방광에 소변이 차 있어야 잘 보이므로, 검사 전에 물을 충분히 마신 후 소변이 마려울 때 검사를 받으면 전립선을 관찰하기 좋습니다. 반면에 비뇨기과 진료를 받으러 가면 보통 항문을 통해 초음파 기구를 넣어 전립선을 관찰하는 경직장 전립선초음파 검사를 합니다.

전립선비대증

중년과 노년 남성들이 소변을 시원하게 보지 못해 힘들어 하는 경우가 많습니다. 화장실에 다녀왔는데도 개운치 않거나, 소변줄기가 약하거나, 소변을 볼 때 한참 있어야 나오거나, 자다가 소변을 보기 위해 자주 깬다면 전립선비대증일 수 있습니다.

전립선비대증이 있으면 초음파 검사에서 전립선이 커져 보일 수 있습니다. 그렇지만 항상 커져 있는 것은 아닙니다. 즉, 전립선비대증 증상이 있는데도 초음파 검사에서는 크기가 정상인 경우도 있고, 초음파 검사에서는 전립선이 커져 보이는데 증상이 전혀 없는 경우도 있습니다.

전립선비대증 진단에서 가장 중요한 것은 증상입니다. 따라서 초음파 검사에서 전립선이 커져 있지 않더라도 증상이 있으면 비뇨기과 진료를 받기 바랍니다.

전립선암

초음파 검사에서 전립선에 혹이 보이고 종양표지자인 전립선 특이항원(PSA) 수치가 높다면 전립선암을 의심해 볼 수 있습니다. 자세한 내용은 Part 2 전립선암 검사(p.70)를 참고해 주세요.

013

골밀도 검사

: 골다공증, 골감소증

심하게 넘어지거나 부딪히지도 않았는데 뼈가 부러진다면 당혹스럽겠죠? 이와 같이 작은 충격에도 뼈가 부러지기 쉬운 상태를 골다공증, 바로 그 전단계를 골감소증이라고 합니다. 우리나라 통계를 보면 골다공증이나 골감소증으로 인해 일생 중 골절을 경험할 위험이 50세 이상 여성은 10명 중 3명, 50세 이상 남성은 10명 중 1명이나 되니까 남의 일이 아니죠.

뼈가 얼마나 단단한지를 알아보는 검사로 골밀도 검사가 있습니다. 골밀도 검사에는 X선과 같은 원리를 이용하는 검사, 초음파를 이용하는 검사, CT를 이용하는 검사 등이 있는데, 이 가운데 전 세계적으로 가장 표준이 되는 검사는 X선과 같은 원리를 이용하는 검사(이중에너지 X선 흡수계측법)입니다. 그림과 같이 똑바로 누우면 검사 장비가 컴퓨터 스캐너처럼 몸 위로 왔다갔다 하면서 촬영합니다.

[이중에너지 X선 흡수계측법]

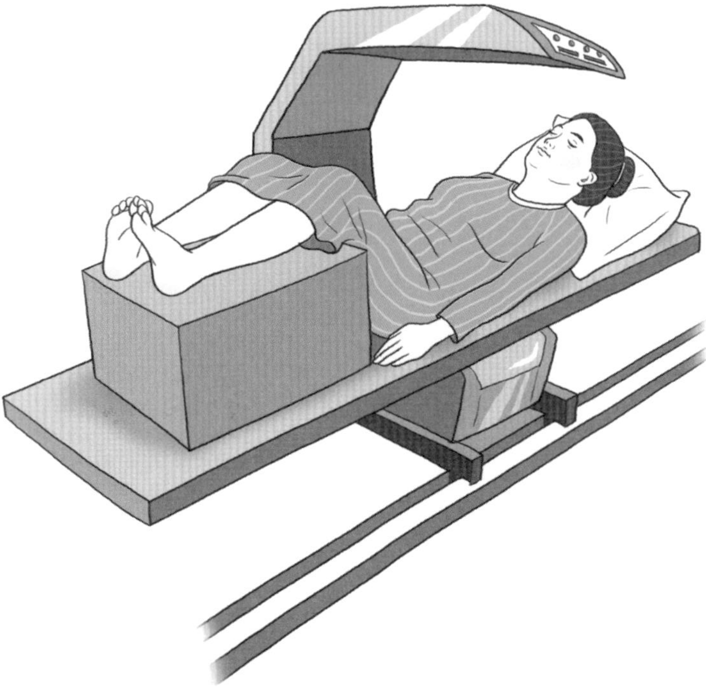

골다공증

골다공증(骨多孔症)은 말 그대로 뼈(骨)에 구멍(孔)이 많은(多) 상태입니다. 그러니 작은 충격에도 금이 가거나 부러지기 쉽겠죠. 우리 뼈는 20~30대에 가장 단단했다가 나이가 들수록 점점 약해집니다. 특히 여성에서 폐경이 되면 급격히 뼈가 약해지게 됩니다.

골다공증 진단은 골밀도 검사인 이중에너지 X선 흡수계측법을 주로 이용한다고 했죠. 이 검사는 보통 허리의 척추뼈 가운데 1~4번째 요추 또는 넓적다리뼈인 대퇴골을 촬영하고 여기에서 측정한 T-값이 −2.5 이하면 골다공증이라고 진단합니다. T-값은 같은 성별의 뼈가 단단한 젊은 사람들과 비교한 수치로, 원래는 T-값이 −1.0보다 높아야 정상입니다.

그런데 어린이, 청소년, 아직 폐경이 되지 않은 여성, 50세 미만의 남성은 이 T-값이 아니라 Z-값을 기준으로 판정합니다. Z-값은 젊은 사람들과 비교한 수치가 아니라 같은 또래의 같은 성별인 사람들과 비교한 수치입니다. 이때는 −2.0 이하일 때 '연령 기대치 이하'로 판정하고, 아직 뼈가 약해질 때가 아닌데 왜 약한지를 알아보기 위해 추가 검사가 필요할 수 있습니다. 가령 뼈를 약하게 할 만한 질병이 숨어 있는지, 뼈를 약하게 할 만한 약을 먹고 있는지, 호르몬 이상이 있는지 등을 살펴야 합니다.

골다공증이 있더라도 뼈에 골절이 생기지 않는 한 대부분은 증상이 없습니다. 하지만 젊었을 때에 비해 키가 자꾸 줄어들거나, 몸이 갈수록 구부정해 진다면 골다공증이 생겼을 수 있습니다.

골밀도 검사에서 골다공증으로 진단이 되면 평소에 있던 무릎 통증도 골다공증 때문이라고 오해하기 쉽습니다. 그런데 무릎 통증은 보통 관절 부위의 연골이 닳아서 생기는 골관절염(퇴행성 관절염) 때문이지 골다공증 때문이 아닙니다.

골다공증이 있으면 골절을 예방하기 위해 뼈를 튼튼하게 해주는 비타민 D와 칼슘은 물론이고 골다공증약을 처방받는 것이 바람직합니다.

[골밀도 검사]

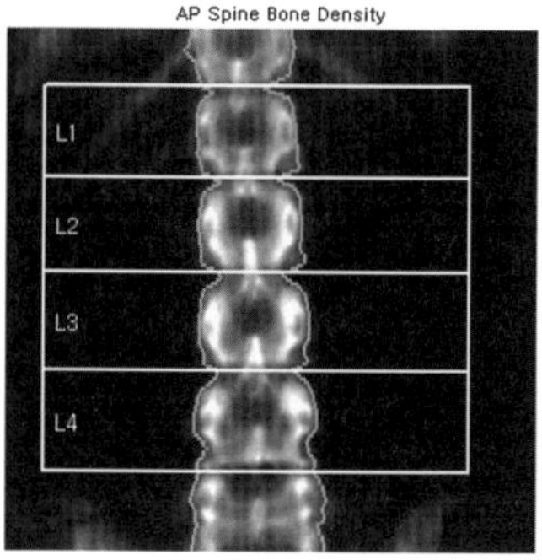

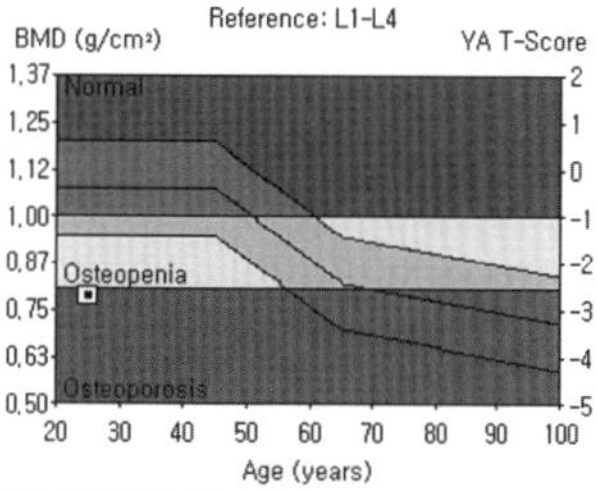

Region	BMD[1] (g/cm²)	Young-Adult[2] (%)	T-Score	Age-Matched[3] (%)	Z-Score
L1	0,709	67	-2,9	70	-2,5
L2	0,799	71	-2,7	74	-2,3
L3	0,855	76	-2,2	80	-1,8
L4	0,772	70	-2,8	73	-2,4
L1-L2	0,756	69	-2,8	72	-2,4
L1-L3	0,792	72	-2,6	75	-2,2
L1-L4	0,786	71	-2,7	74	-2,3
L2-L3	0,828	73	-2,5	77	-2,1
L2-L4	0,807	72	-2,6	75	-2,2
L3-L4	0,810	72	-2,6	76	-2,2

골밀도는 주로 허리뼈(요추골)과 대퇴골에서 측정합니다. 나이가 얼마인지, 여성이라면 폐경이 되었는지에 따라 T-값 또는 Z-값으로 판독합니다.

골감소증

골다공증까지는 아니지만 정상 골밀도보다 약해진 상태를 골감소증이라고 합니다. 당뇨병이나 고혈압으로 진단할 정도는 아니지만 혈당이나 혈압이 정상보다 높을 때 각각 당뇨병 전단계, 고혈압 전단계라고 부르는 것과 마찬가지죠.

골밀도 검사에서 요추나 대퇴골의 T-값이 −1.0에서 −2.5 사이에 들어갈 때가 골감소증입니다. **골감소증이 있으면 정상 골밀도인 뼈에 비해 골절이 생길 위험이 큽니다. 따라서** 이때부터 비타민 D와 칼슘을 보충하는 것이 좋습니다.

014

칼슘과 비타민 D

칼슘이 뼈에 좋다는 이야기는 들어보았죠? 우리 몸에 있는 칼슘의 99%는 뼈에 존재합니다. 그런데 칼슘 농도를 재는 것은 혈액 안에 돌아다니는 칼슘을 측정하는 것입니다. 그리고 이 칼슘 농도를 조절하는 데 중요한 호르몬이 부갑상선호르몬이죠. 부갑상선은 목 앞에 있는 갑상선에 붙어있는데 크기는 콩알만 하고 왼쪽에 2개, 오른쪽에 2개 등 총 4개가 있습니다.

부갑상선호르몬과 함께 칼슘 농도에 관여하는 또 다른 호르몬이 비타민 D입니다. 요즘 뉴스에서 비타민 D 얘기가 많이 나오죠? 이름은 비타민이지만 호르몬의 일종입니다.

이번에는 건강검진에서 주로 하는 뼈 관련 혈액검사인 칼슘과 비타민 D에 대해 알아보겠습니다.

칼슘

건강검진에서는 팔에서 피를 뽑아 주로 혈액 안에 있는 모든 칼슘(총 칼슘) 농도를 측정합니다. 혈액 내 칼슘은 단백질과 붙어 다니거나 떨어져 다니는데, 총 칼슘 수치가 정상 범위 밖으로 벗어나면 단백질과 떨어져 다니는 칼슘(이온화 칼슘) 농도만 추가로 잴 때도 있습니다.

칼슘 농도가 정상 범위보다 높으면 고칼슘혈증, 낮으면 저칼슘혈증이라고 합니다. 언뜻 칼슘을 많이 먹거나 적게 먹어서 수치가 높거나 낮을 것 같지만, 먹는 것으로 인해 혈액 내 칼슘 농도가 쉽게 오르거나 떨어지지는 않습니다. 이보다는 칼슘 흡수에 영향을 주는 질환이 있거나 비타민 D 또는 부갑상선호르몬과 같이 칼슘 농도를 조절해주는 호르몬 수치에 이상이 있는 경우가 많습니다.

이 가운데 칼슘 농도가 높은 고칼슘혈증이 있을 경우에는 부갑상선호르몬 측정을 권합니다. 갑상선 옆에 붙어있는 부갑상선에서 필요 이상으로 호르몬이 많이 만들어져 나오는 경우가 있거든요. 부갑상선호르몬 수치가 높으면 골밀도 검사 등 추가 검사 결과를 종합해 부갑상선질환을 치료해야 할지 결정하게 됩니다.

고칼슘혈증이 생기는 원인 가운데 암도 있습니다. 암세포에서 부갑상선호르몬처럼 칼슘 농도를 높이는 물질을 분비하는 경우도 있고, 암이 뼈에 전이되어 뼈에서 칼슘이 빠져나와서 그런 경우도 있습니다. 또한 갑상선호르몬이 많이 분비되는 갑상선기능항진증에서도 고칼슘혈증이 생길 수 있습니다. 이처럼 고칼슘혈증이 있을 때에는 추가 검사를 위해 진료를 권합니다.

마찬가지로 칼슘 농도가 낮은 저칼슘혈증이 생기는 원인도 비타민 D가 부족한 경우, 부갑상선기능이 떨어진 경우, 콩팥기능이 떨어진 만성

신부전 등 다양합니다.

비타민 D

햇볕을 쬐면 피부에서 비타민 D가 만들어지기 시작합니다. 햇볕의 자외선으로 인해 피부에서 합성이 시작된 비타민 D는 간과 콩팥을 거치면서 완제품이 되죠. 또한 우리가 먹는 음식인 생선, 치즈, 계란, 우유 등을 통해서도 비타민 D를 섭취할 수 있습니다. 체내에 비타민 D 농도가 충분해야 장에서 칼슘 흡수도 잘 되고 뼈에서 칼슘이 빠져나오지 않도록 도와 골다공증과 이로 인한 골절을 예방할 수 있습니다.

[비타민 D 생성원]

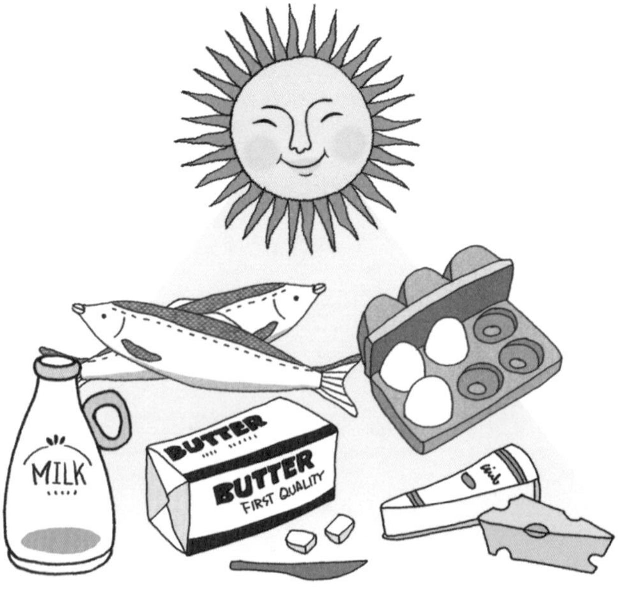

비타민 D(25-수산화비타민 D) 농도는 30 ng/mL를 넘는 것이 가장 바람직합니다. 이 수치가 30 ng/mL 이하면 불충분, 20 ng/mL 이하면 결핍이라고 하는데 최소한 20 ng/mL보다 높게 유지하는 것이 좋습니다. 그런데 우리나라 사람들은 비타민 D가 매우 부족한 것이 문제입니다. 국민건강영양조사에 따르면 우리나라 사람 10명 중 7명은 채 20 ng/mL가 되지 않는 비타민 D 결핍 상태입니다. 뜨거운 여름을 제외하고는 햇볕이 강하지 않은데다 피부 트러블을 걱정해 피부를 가리고 선크림 등으로 자외선을 차단하기 때문이죠. 또한 골다공증과 골감소증이 흔한 노인의 경우 피부가 노화되어 햇볕을 쬐어도 비타민 D 합성을 충분히 하지 못하고요.

음식에 조금씩 들어있는 비타민 D를 섭취하는 것만으로는 충분한 농도에 도달하는 것이 사실상 어렵습니다. 그래서 골다공증과 골감소증이 있을 때에는 비타민 D를 약으로 먹거나 주사를 통해 보충하는 것을 권하죠. 최근에는 비타민 D가 골다공증은 물론이고 암, 당뇨병, 결핵 등을 예방하는 데에도 도움이 된다는 연구도 속속 나오고 있어 주목을 받고 있습니다.

015

척추 CT와 MRI
: 추간판탈출증, 척추관협착증

허리가 아프거나 한쪽 다리가 저리면 흔히 말하는 허리 디스크를 의심하게 됩니다. 간단한 X선 촬영만으로는 허리의 신경이 눌리는지 여부를 알기 어렵고 뼈에 이상이 있다는 것 외에 정확한 상태를 확인할 수 없습니다. 그래서 척추질환은 CT와 MRI를 주로 이용하게 됩니다. CT는 한쪽 단면으로 확인이 가능하지만 MRI는 여러 방향에서 확인이 가능한 장점이 있습니다.

추간판탈출증

추간판은 척추와 척추 사이에 있는 원반 형태의 젤리 같은 구조물을 말합니다. 흔히 디스크라고 얘기하죠. 추간판은 가운데에 수핵이 있고 그 바깥을 섬유륜이 싸고 있습니다. 섬유륜이 완전히 파열되면서 안쪽에 있던 수핵이 밖으로 밀려나온 것이 추간판탈출증, 즉 흔히 말하는 디스크입니다. 간혹 판독에서 '탈출'이라는 표현 대신에 '팽윤'이라고 나오는 경우가 있죠? 팽윤은 섬유륜이 완전히 파열되지 않고 일

[정상 척추, 추간판팽윤, 추간판탈출증]

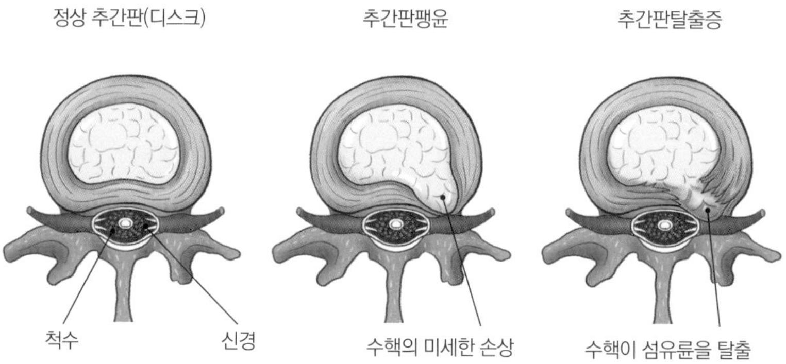

[척추 MRI]

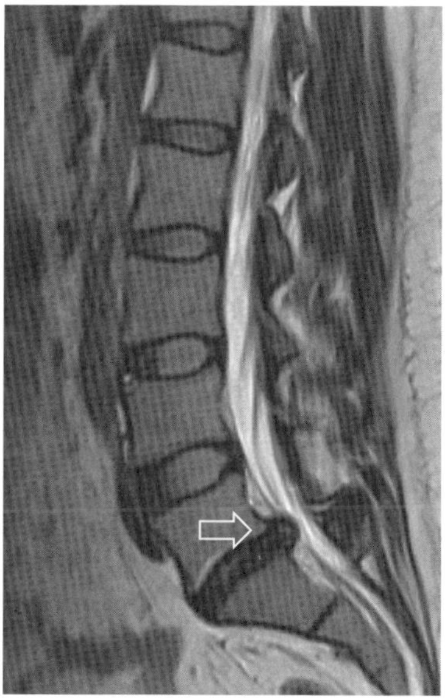

허리의 추간판(디스크)이 뒤로 밀려 신경을 누르고 있는 소견이 보입니다(빈 화살표).

부 남아있는 상태로 탈출이 되기 전단계인 셈입니다.

평소에 허리가 아팠거나 심지어 증상이 없었는데도 CT나 MRI에서 추간판탈출증이나 팽윤이 확인되는 경우가 있습니다. 나이가 들수록 퇴행성 변화로 인해 이런 현상이 생기는 확률이 높아지기 때문에 이런 소견이 확인되었다고 무조건 수술이나 시술을 받아야 하는 것은 아닙니다. 하지만 통증이 심하고 발목에 힘이 떨어지거나 대소변을 보는 데 어려움이 있다면 진료를 받아야 합니다.

척추관협착증

협착(狹窄)이란 한자로 좁을 '협', 좁을 '착'으로, 결국 좁아진 것을 말합니다. 협소하다고 할 때의 협도 바로 좁을 협을 쓰죠.

척추 안으로 신경이 지나가는 길이 척추관인데, 여러 가지 원인으로 척추관이 좁아져 허리 통증 등의 증상을 일으키는 것이 척추관협착증(척추협착증)입니다. 하지만 척추관협착증이 있더라도 심하지 않으면 물리치료와 함께 통증을 줄여주는 진통제를 복용하면 됩니다. 다만 물리치료와 약물치료에도 좋아지지 않을 정도로 증상이 심하면 시술이나 수술을 할 수도 있습니다.

016

안과검사
: 백내장, 녹내장, 망막증, 드루젠

건강검진에서 눈의 건강 상태를 확인하는 가장 간단한 검사는 시력검사입니다. 멀리서도 작은 글씨를 얼마나 잘 알아보는지 확인하죠. 안과나 안경점에서 한번 쯤 받아본 경험이 있을 겁니다. 또한 검진의 목적에 따라 색깔을 구분하는 능력을 확인하는 색각검사를 하기도 하는데, 일부 색깔을 잘 구별하지 못하는 색약과 모든 색깔을 보지 못하는 색맹을 구분해 줍니다.

이 외에도 눈 안의 압력을 재는 안압검사가 있습니다. 혈관을 흐르는 피가 혈관에 미치는 압력을 혈압이라고 하죠. 눈 속에도 물이 있어서 압력이 생기는데 이것을 안압이라고 하며 10~21 mmHg이어야 정상입니다. 혈압이 높으면 고혈압이 생겨 합병증을 일으키듯이 안압도 높아지면 문제를 일으킵니다. 즉, 안압이 높으면 빛을 보게 해주는 시신경을 눌러 망가뜨립니다. 결국 녹내장을 일으켜 시야가 좁아지게 되고 치료하지 않으면 실명할 수 있습니다.

최근에는 건강검진에서도 안저검사를 하는 경우가 많습니다. 눈의 가장 깊숙한 곳인 안저에는 카메라의 필름에 해당하는 망막이 있는데요. 특히 당뇨병이나 고혈압이 오래 되면 이 망막의 혈관이 손상되기 쉽습니다. 건강검진에서는 눈동자를 키우지 않은 상태에서 안저를 확인할 수 있는 무산동 안저검사를 하게 됩니다. 이 검사를 통해 백내장, 녹내장, 드루젠, 망막의 이상인 황반변성, 당뇨병이나 고혈압에 의한 망막증 등을 확인할 수 있습니다. 안저검사에서 이상 소견이 확인되면 정밀검사를 위해 안과 진료를 받기 바랍니다.

[눈의 구조]

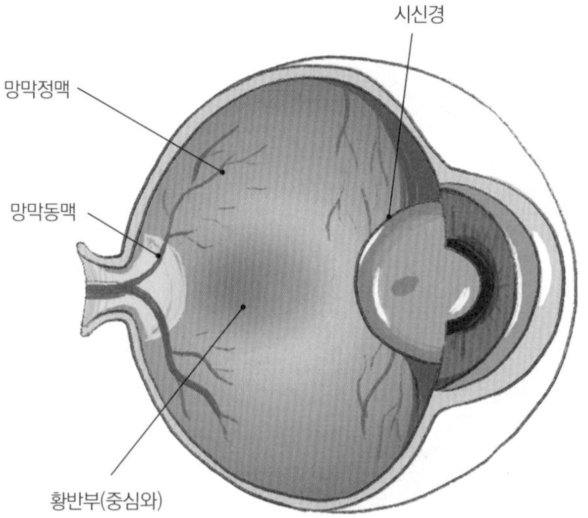

백내장

추운 날씨에 운전을 하다 보면 창문에 김이 서려 밖이 잘 안 보일 때가 있죠? 우리 눈에서 창문에 해당하는 것이 바로 수정체입니다. 이 수정체가 김이 서린 듯 뿌옇게 되는 것이 바로 백내장이죠. 어르신들 중에 백내장으로 수술하신 분이 꽤 계실 겁니다. 백내장 초기에는 안저검사로는 구분이 잘 안 되지만 심해지면 안저검사에서 정상적으로 보여야 할 망막의 혈관들이 안개가 낀 듯 잘 보이지 않습니다.

녹내장

안압이 높아지면 시신경이 눌려 녹내장이 생길 수 있다고 했죠? 그런데 안압이 정상이어도 녹내장이 생길 수 있습니다. 이것을 '정상 안압 녹내장'이라고 하는데 5%에서 실명으로 진행될 수 있습니다. 쉽게 설명해서 보통 사람에서는 정상에 해당하는 안압이지만 시신경이 약해 녹내장이 생기는 경우라고 할 수 있죠. 원인은 유전적일 수도 있고 선천적으로 시신경이 약한 경우도 있습니다. 특히 고도 근시가 있으면 눈이 앞뒤로 길쭉해지기 때문에 눈 안쪽이 뒤틀려져 시신경이 약해질 수도 있죠. 따라서 안압이 높든 정상이든 간에 안저검사에서 시신경 유두라는 부분에 녹내장의 조짐이 보이면 안과 진료를 받는 것이 바람직합니다.

망막증(망막병증)

카메라의 필름에 해당하는 망막에 병이 생긴 것을 망막증 또는 망막병증이라고 합니다. 카메라로 열심히 사진을 찍었는데 필름이 들어있지 않다면 결국 영상이 나오지 않겠죠? 마찬가지로 빛이 창문(수정체)을 통과해 들어와도 필름(망막)이 망가지면 사물을 제대로 볼 수가 없습니다.

망막에는 많은 혈관들이 있는데 당뇨병이나 고혈압 환자가 혈당과 혈압을 제대로 관리하지 않으면 혈관이 망가져 결국 망막이 손상됩니다. 그래서 1년에 한 번은 안저검사를 권하죠. 건강검진에서 시행하는 무산

[안저검사]

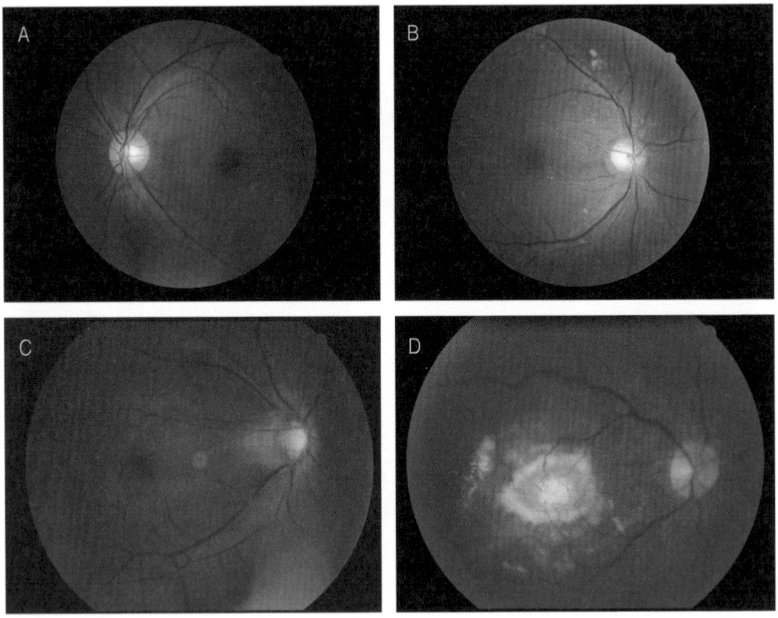

안저검사에서 정상 망막(A)과 드루젠(B), 녹내장(C), 노년황반변성(D) 소견입니다.

동 안저검사에서 망막에 이상이 확인되면 좀 더 넓은 범위에 이상이 있는지를 확인하기 위해 안과를 찾아야 합니다. 안과에서는 안약을 넣어 눈동자를 키운 후 망막의 구석구석을 확인하는 정밀한 안저검사를 실시하게 됩니다.

드루젠

안저검사 결과에서 드루젠(drusen)이라고 나올 때가 있습니다. 드루젠이란 쉽게 말해서 망막에 쌓이는 노폐물을 말합니다. 드루젠이 있어도 아무런 증상이 없는 경우가 많지만 나이가 들수록 시력이 떨어질 수 있으니 정기적인 검진을 권합니다.

노년황반변성

이 질환은 노인에서 실명을 일으키는 중요한 원인입니다. 2011년 우리나라의 국민건강영양조사에 따르면 65세 이상 인구의 17.3%가 노년황반변성을 갖고 있습니다. 이 질환은 눈 안의 망막과 맥락막 사이에 노폐물인 드루젠이 쌓여 생기기도 하고, 맥락막에서 망막으로 비정상적인 혈관이 자라 들어와 출혈을 일으키면서 시력을 떨어뜨리기도 합니다. 검진에서 노년황반변성이 의심되면 꼭 안과 진료를 받으세요.

017

갑상선기능검사

: 갑상선기능항진증, 갑상선기능저하증

목 앞에 있는 장기인 갑상선은 갑상선호르몬을 분비해 우리 몸의 신진대사를 조절하는 역할을 합니다. 흔히 갑상선초음파 검사를 한 후 갑상선기능이 어떠한지 궁금해 하는데, 초음파 검사로는 주로 혹이 있는지 없는지를 보는 데 도움이 되고 기능을 알려면 채혈을 통해 갑상선호르몬 검사를 해야 합니다.

갑상선호르몬 검사에서 가장 중요한 수치는 갑상선자극호르몬(thyroid stimulating hormone, TSH)입니다. 갑상선자극호르몬이란 뇌에 달려있는 뇌하수체라는 작은 기관에서 분비되는 호르몬인데, 갑상선에서 호르몬을 만들라고 자극하는 역할을 하죠. 대개 이 수치가 높으면 갑상선에서 호르몬을 충분히 만들지 못해서 자극이 필요하다는 것을 뜻하고(갑상선기능저하증), 수치가 낮으면 갑상선에서 호르몬을 너무 많이 만들어 자극할 필요가 덜 하다는 것을 뜻합니다(갑상선기능항진증).

건강검진에서는 갑상선자극호르몬과 함께 실제로 갑상선에서 나오는 갑상선호르몬인 유리 T4(free T4)를 함께 측정하기도 합니다. 유리 T4

수치가 정상보다 높고 갑상선자극호르몬 수치가 낮으면 갑상선기능항진증, 유리 T4 수치가 정상보다 낮고 갑상선자극호르몬 수치가 높으면 갑상선기능저하증이죠. 그러고 보니 유리 T4와 갑상선자극호르몬 수치는 서로 반대로 가네요. 그런데 간혹 두 수치가 동시에 높거나 동시에 낮은 경우도 있습니다. 이때는 다른 원인을 따져야 하니 의사와 상의하기 바랍니다.

갑상선기능항진증

갑상선호르몬 수치가 높으면 가슴이 두근거리거나 더위를 탈 수 있습니다. 잘 먹는데도 살이 빠지거나 마음이 초조하고 불안하기도 하죠. 또한 땀이 많이 날 수도 있고 화장실을 자주 들락거리기도 하고요.

갑상선에서 갑상선호르몬을 많이 만들어내는 갑상선기능항진증의 주요 원인은 그레이브스병이라는 갑상선질환입니다. 어르신들은 흔히 바세도우병이라고 알고 있는 병이죠. 대개는 갑상선호르몬 분비를 낮추는 약물로 치료합니다. 그런데 갑상선에 염증이 생겨서 갑상선에 저장되어 있던 호르몬이 쏟아져 나와 일시적으로 갑상선호르몬 수치가 높아지는 경우가 있습니다. 엄밀히 말해 갑상선호르몬을 많이 생성하는 것이 아니기 때문에 갑상선기능항진증보다는 갑상선중독증이라고 부르는 게 정확한데, 이 경우는 시간이 지나면 갑상선호르몬 수치가 정상으로 돌아오거나 더 낮아지기도 합니다. 불편한 증상이 있으면 이 시기 동안 두근거림을 진정시키는 약을 쓸 수 있습니다.

갑상선기능저하증

갑상선호르몬 수치가 낮으면 기운이 없고 추위를 탈 수 있습니다. 또한 자꾸 체중이 불고 피곤해지며, 자주 졸리고 변비가 생길 수 있죠. 원인은 갑상선에 만성 염증이 생기는 하시모토 갑상선염 때문인 경우가 많은데, 추가적으로 항갑상선 항체를 검사하면 도움이 됩니다. 유리 T4가 낮고 갑상선자극호르몬이 높은 전형적인 갑상선기능저하증에서는 알약으로 된 갑상선호르몬 제제를 먹으면 수치가 올라갑니다.

그런데 유리 T4는 정상이고 갑상선자극호르몬만 높으면서 아무런 증

[뇌하수체와 갑상선의 관계]

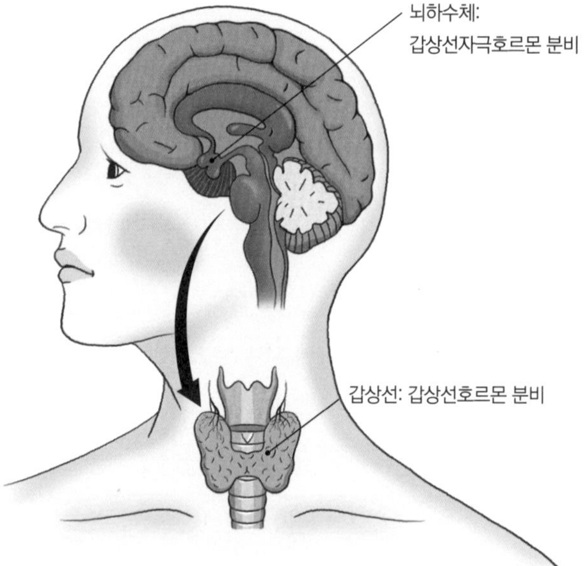

상이 없는 경미한 수준의 갑상선기능저하증이 있을 때에는 갑상선자극호르몬 수치가 얼마나 높은지, 항갑상선 항체는 어떤지에 따라 알약을 먹을지를 결정할 때가 많습니다. 참고로 갑상선자극호르몬 수치가 10 mIU/L 이상으로 높거나 하시모토 갑상선염을 시사하는 항갑상선 항체가 양성이면 시간이 지날수록 유리 T4도 낮아질 확률이 높아 대개 약물치료를 권합니다.

018

요산
: 무증상 고요산혈증, 통풍

요산은 세포의 핵 안에 있는 핵산의 염기인 퓨린이 대사되면서 나옵니다. 동물성 단백질 내에는 퓨린이 많기 때문에 육류를 많이 섭취하면 요산 수치가 올라갈 수 있습니다. 요산은 대부분 콩팥을 통해 배설되는데, 콩팥 배설이 감소하면 혈액 내 요산의 농도가 오를 수 있습니다. 요산 수치가 오르는 원인의 85~90%는 콩팥에서 배설이 줄어든 경우이고, 나머지 10~15%는 요산을 많이 만들어낸 경우입니다.

무증상 고요산혈증

요산 수치가 정상 범위를 벗어나서 높을 경우를 고요산혈증이라고 합니다. 성인 남성의 20~25%에서 고요산혈증이 있을 만큼 매우 흔하죠. 그런데 이 가운데 3분의 2 이상은 아무런 증상도 없고 통증이 있는 통풍으로 잘 진행하지도 않습니다. 따라서 특별한 경우가 아니면 약물치료를 하지 않는데 육류 섭취와 과음을 자제하고 체중감량과 규칙적인 운동을 하는 것이 요산 수치를 낮추는 데 도움이 됩니다.

통풍

고요산혈증이 있으면서 관절 부위, 특히 엄지발가락 뿌리 쪽이 아프다면 통풍을 생각해야 합니다. 급성 통풍 발작이 생기면 너무 아파서 제대로 걸을 수도 없을 정도로 통증이 심합니다. 그런데 늘 아픈 것은 아니어서 며칠 고생하다가 서서히 통증이 사라지고 언제 그랬냐는 듯 모르고 지내게 됩니다. 하지만 고기나 술을 많이 먹으면 다시 통증이 재발하는 것이 반복됩니다.

통풍은 무증상 고요산혈증과 달라서 통증이 사라진 뒤에도 꾸준히 약을 먹어 재발하지 않도록 해야 합니다. 관리하지 않으면 관절은 물론이고 콩팥에 부담을 주기 때문이죠. 물론 육류를 줄이고 절주와 체중감량, 규칙적인 운동도 도움이 되지만, 꾸준히 약물치료를 하는 것이 중요하므로 진료를 권합니다.

019

류마티스인자
: 류마티스관절염/골관절염, 쇼그렌 증후군

검사 이름만 들어도 '류마티스관절염에서 올라가는 수치겠구나'라는 생각이 들죠? 그런데 류마티스관절염이 없더라도 이 수치는 오를 수 있습니다. 류마티스관절염을 포함한 자가면역질환이 없는 정상인의 10%에서 류마티스인자가 올라갑니다. 따라서 이 수치가 높다고 해서 바로 류마티스관절염이 생겼다고 생각하면 곤란하겠지요. 류마티스인자와 같은 검사항목은 자가면역질환에서 양성으로 나오는 경우가 흔하기 때문에 각 질환에 합당한 증상이 있는지 살펴야 의심할 수 있습니다.

류마티스관절염/골관절염

이름은 관절염이지만 두 질환은 완전히 다른 질병입니다. 우선 류마티스관절염은 우리 몸의 각종 관절을 공격하는 항체가 생겨 관절염을 일으키는 질환입니다. 그런데 류마티스관절염 환자의 75% 정도에서 류마티스인자가 올라갑니다. 즉, 류마티스인자가 정상이라고 해서 류마티스관절염이 아니라고 얘기하지는 못한다는 뜻입니다. 류마티스관절염을 진단하려면 어느 관절에, 몇 개 이상의 관절에 통증이 있는지, 아침에 일어났을 때 뻣뻣한 증상이 1시간 이상 지속되는지 등 복잡한 진단기준에 합당하는지를 따져서 결정하게 됩니다.

골관절염은 류마티스관절염보다 훨씬 더 흔합니다. 흔히 퇴행성 관절염이라고도 불리는데 무릎이나 어깨관절, 손끝마디가 아프다면 대부분 골관절염입니다. 류마티스관절염은 비교적 젊은 나이에 생길 수 있지만 골관절염은 세월의 흔적처럼 중년 이상의 나이에 주로 생기죠. 관절을 많이 사용해 생긴 질병이어서 류마티스인자가 정상인 경우가 많습니다.

쇼그렌 증후군

쇼그렌 증후군도 대표적인 자가면역질환인데요. 이름은 생소하지만 여기에 해당하는 증상을 갖고 있는 분들이 많습니다. 눈물샘이나 침샘이 마르는 병이어서 눈이 뻑뻑한 안구건조증이나 침이 부족해 입이 마르는 구강건조증이 생기는 질환이죠. 쇼그렌 증후군의 90%에서 류마티스인자가 양성으로 나오기 때문에 평소에 입마름이나 눈이 뻑뻑한 증상이 있는지 생각해보고 맞다면 내과 진료를 받는 것이 좋습니다.

020

철분과 페리틴

우리 몸 속에 있는 철분의 3분의 2는 적혈구에 있는 혈색소에 붙어 있습니다. 철분이 부족하면 철결핍성 빈혈이 생기죠. 건강검진에서 적혈구 수치, 즉 혈색소가 낮으면서 철분 수치가 낮으면 철결핍성 빈혈을 의심할 수 있습니다. 철분의 3분의 1은 철을 저장하는 역할을 하는 페리틴(ferritin)과 결합되어 있습니다. 그래서 철분 부족이 심하면 페리틴 수치까지 떨어지게 됩니다. 더 쉽게 설명하면, 혈색소에 있는 철분이 지갑 안에 들어 있는 현금이라면 페리틴은 통장에 들어 있는 저금액과 같습니다.

철결핍성 빈혈이 맞으면 철분제제를 보충해야 합니다. 하지만 왜 철분이 부족한지 알아야겠죠. 남성의 경우 위궤양이나 십이지장궤양, 치핵(치질) 등에서 혈액이 새고 있는지, 여성의 경우 생리량이 많은지 따져보고 원인을 교정해야 합니다. 철분과 페리틴 수치가 정상인데 빈혈이 있다고 해서 무턱대고 철분제제만 복용하는 것은 바람직하지 않습니다. 빈혈의 원인은 철분 부족 말고도 다양하기 때문이죠. 빈혈에 대해서는

Part 4 일반혈액검사(p.114)를 참고해 주세요.

반대로 철분이나 페리틴 농도가 높은 경우도 있습니다. 철분제제를 너무 많이 복용하거나 수혈을 자주 받은 경우, B형이나 C형 간염, 알코올성 간질환처럼 만성 간질환이 있는 경우 그렇습니다. 매우 드물지만 유전자의 문제로 철분이 체내에 쌓이는 혈색소침착증이라는 질병도 있습니다.

021

아밀라제

아밀라제(amylase)는 췌장에서 분비되는 효소입니다. 예전에 생물시간을 떠올려보면 침 안에도 아밀라제가 있다고 들은 기억이 납니다. 즉, 아밀라제는 췌장에서도 분비되고 침샘에서도 분비됩니다.

평소 술을 많이 마시던 사람이 배가 너무 아파 응급실에 갔는데 혈액 검사를 했더니 아밀라제 수치가 매우 높고 복부 CT 검사에서 췌장이 부어 보이면 급성 췌장염으로 진단합니다. 이렇게 췌장에 염증이 있을 때 확인하면 도움이 되는 검사가 아밀라제입니다.

그런데 건강검진과 같이 아무런 증상이 없는 상태에서 검사를 했는데 아밀라제 수치가 올라가 있으면 이때도 급성 췌장염일까요? 그렇게 보기는 어렵습니다. 아밀라제는 침샘에서도 많이 분비되기 때문에 급성 췌장염의 전형적인 증상이 없는 상태에서는 췌장에 염증이 있다고 단정할 수 없습니다. 따라서 건강검진에서 아밀라제 수치가 높다고 해서 미리 걱정할 필요는 없습니다. 더구나 급성 췌장염 외에 만성 췌장염이나 췌장암을 진단하는 데에도 별 도움이 되지 않습니다. 이러한 이유로 최근에는 건강검진에서 아밀라제 측정을 줄여가는 추세입니다.

022

크레아틴키나제

크레아틴키나제(creatine kinase)는 줄여서 CK라고 하고 과거에는 CPK라고도 했습니다. CK는 근육에서 나오기 때문에 근육에 염증이 생겨 근력이 떨어지는 근염이 있을 때 수치가 올라갑니다. 근염이 생기면 다리에 힘이 없어 계단을 오르기 힘들고, 어깨에 힘이 없어 머리를 감거나 빗질을 하는 것조차 힘들 수 있습니다.

심장도 근육으로 이루어져 있기 때문에 심장으로 가는 혈관이 막히는 심근경색증이 있을 때에도 CK 수치가 올라가죠. 갑자기 가슴이 조이듯 뻐근하게 아파서 응급실에 갔을 때 심전도와 함께 이 검사를 해서 수치가 오르면 심근경색증일 수 있습니다. 그런데 CK의 경우 더 세분화해서 심장근육에서 나오는 것인지, 아니면 다른 근육에서 나오는 것인지 구분해 따로 측정하는 검사도 있고, 요즘에는 심근경색증이 강력히 의심될 때 이보다 더 자주 하는 혈액검사가 따로 있습니다.

건강검진에서처럼 아무런 증상 없이 혈액검사를 했을 때에도 CK 수치가 종종 높게 나오는 경우가 있는데 이때도 심근경색증일까요? 아니면 근염일까요? CK는 근육에서 나오기 때문에 운동을 하거나 웨이트트레이닝을 했을 때에도 수치가 오를 수 있습니다. 심지어 근육주사를 맞거나 사우나를 한 경우에도 오를 수 있고요. 간혹 콜레스테롤을 떨어뜨리는 약을 복용하면 수치가 오르기도 합니다. 이처럼 특별한 질환이 없어도 수치가 오를 수 있으니 수치가 높다고 미리 걱정하지 말고 의사와 상의하기 바랍니다. 건강검진에서도 CK 측정을 줄여가는 추세입니다.

023

매독과 에이즈

간혹 건강검진에서, 그리고 수술을 앞두고 혈액검사에서 매독과 에이즈(후천성면역결핍증후군, AIDS) 검사를 하는 경우가 있습니다. 단, 에이즈의 경우 질환으로 나타나기 전까지 엄밀히는 인간면역결핍바이러스(HIV) 검사라고 하는 게 맞습니다. 성병이라는 인식 때문에 매독이나 에이즈 검사에서 양성 반응이 나오면 어떤 면에서는 억울하기도 하고, 어디에 하소연 할 곳이 없어 냉가슴을 앓기도 하죠.

매독과 에이즈를 확인하는 검사방법은 다양합니다. 그런데 건강검진이나 수술을 앞두고 병원에서 실시하는 매독과 에이즈 검사는 대개 확진검사보다는 선별검사입니다. 즉, 이 검사에서 양성으로 나오더라도 최종적으로 매독이다, 에이즈다라고 말하기에는 이릅니다. Part 4 간기능 검사(p.119), 바이러스 간염 검사(p.123)에 있는 C형 간염에서도 검진에서 항체가 나오더라도 C형 간염에 걸렸다고 단정할 수 없고 추가로 정밀검사인 HCV-RNA라는 것을 해봐야 알 수 있다고 했었죠. 마찬가지로 검진이나 수술 전 실시하는 매독과 에이즈 검사도 양성으로 나오더라도 추가로 정밀검사를 해야 확실히 알 수 있습니다. 그만큼 실제 병이 없어도 양성으로 나오는 위양성이 많다는 뜻입니다. 따라서 이 검사에서 처음에 양성으로 나오더라도 의사와 상의해 추가로 정밀검사를 받아보기 바랍니다.

024

석회화의 의미

석회화는 신체조직에 칼슘염이 쌓이는 것입니다. 정상적으로 석회화는 뼈에서 일어나지만 다른 조직에서도 일어나 뼈처럼 단단하고 딱딱하게 만들기도 합니다.

흉부 X선에서 우연히 대동맥에 석회화가 발견될 수도 있고, 경동맥 초음파나 심장 CT에서 혈관에 석회화가 발견되기도 합니다. 혈관에 생긴 석회화는 잘 없어지지 않기 때문에 혈압이나 혈당을 잘 관리하고 몸에 나쁜 콜레스테롤 수치를 낮춰 죽상동맥경화증이 더 진행되는 것을 늦추는 것이 중요합니다. 담배를 피우고 있다면 당연히 금연해야 하고요.

간이나 폐, 전립선에서 우연히 발견되는 석회화는 전에 염증이 지나간 흔적인 경우가 많습니다. 특히 폐의 경우 결핵을 앓았던 부위가 석회화로 남을 수 있습니다. 술을 자주 많이 마셔 췌장염이 계속 반복되면 만성 췌장염으로 진행해 췌장에 석회화가 생길 수 있습니다. 담낭벽이 하얗게 석회화되면 담낭암으로 진행할 수 있기 때문에 수술을 권합니다.

어깨나 무릎의 통증으로 X선 촬영을 해보면 통증 부위의 인대나 힘줄

[석회화]

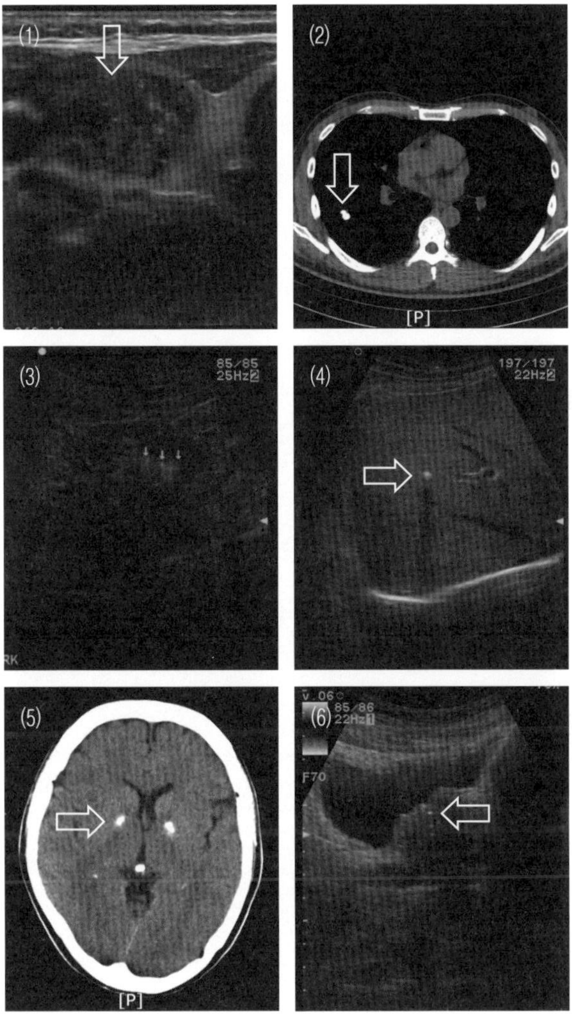

여러 장기에서 관찰된 석회화 소견입니다(화살표). (1)갑상선, (2)폐, (3)콩팥, (4)간, (5)뇌, (6)전립선

에 석회화가 발견되기도 합니다. 석회화 건염이나 가성통풍 등에서 석회화가 보이는데 대부분 소염진통제로 통증을 관리합니다.

정리하자면, 여러 장기에 생기는 석회화는 예전에 앓은 염증이나 노화의 흔적일 수 있지만 장기에 따라 암을 나타내는 경우도 있습니다. 혈관에 석회화가 있다면 죽상동맥경화증을 잘 관리해야 하고 갑상선이나 유방 등의 장기에서는 조직검사가 필요할 수도 있으므로 의사와 상의하기 바랍니다.

025

예방접종

어렸을 때 여러 종류의 백신을 맞았던 기억이 있죠? 최근에는 폐렴사슬알균, 대상포진 등 새로운 백신이 나와 더욱 다양해졌습니다. 해외여행의 기회가 잦아지고 메르스, 에볼라바이러스, 지카바이러스 등 새로운 감염병이 출현하면서 백신에 대한 관심이 높습니다. 해외여행을 갈 때에는 방문 지역에 따라 예방법이 다르므로 여행 전 질병관리본부 해외여행 질병정보센터 홈페이지(travelinfo.cdc.go.kr)를 방문해 확인하는 것이 좋습니다.

예방백신은 종류에 따라 평생 한 번만 맞아도 되는 것이 있고, 총 2~3번 맞아야 하거나 매년 접종을 권하는 것도 있습니다. 접종 횟수가 다른 가장 큰 이유 중 하나는 항체가 생겨 면역력이 지속되는 기간이 다르기 때문입니다. 또한 같은 날 함께 맞아도 되는 백신이 있는가 하면 일정한 간격을 두고 맞아야 하는 백신도 있습니다. 이러한 내용은 백신에 따라 다르기 때문에 의사와 상의하기 바랍니다.

예방접종을 하기 전 몸에 열이 있는지, 전에 주사 후 심한 부작용이 있었는지, 계란 알레르기가 있는지 등을 미리 알려주세요. 면역억제제나 고용량의 스테로이드 제제를 복용하고 있어도 미리 알려주세요. 주사를 맞은 뒤 주사 부위가 아프고 부을 수 있는데 얼음주머니를 올려두면 도움이 됩니다. 그런데 통증이 점점 더 심해지고 갈수록 붓고 아프면 꼭 다시 방문해 주세요.

마지막으로 성인에서 대표적인 예방접종을 소개하겠습니다.

폐렴사슬알균(폐렴구균, 폐구균) 백신

폐렴을 예방해 준다고 뉴스에 많이 나오는 백신이죠. 폐렴의 원인은 매우 다양합니다. 이 가운데 우리 몸에 세균이 들어와 일으키는 폐렴 중에서 가장 흔한 원인균이 폐렴사슬알균, 즉 폐렴구균(폐구균)입니다. 다행히 이 균을 막는 데 효과적인 백신이 나온 겁니다.

65세 이상이라면 이 백신을 접종하는 것이 좋습니다. 이 연령대에 폐렴에 걸리면 더욱 위험하기 때문입니다. 이보다 젊더라도 만성적인 심혈관, 폐, 콩팥, 간질환이 있는 경우, 당뇨병 환자, 술을 많이 마시는 알코올 중독의 경우에도 면역력이 약하므로 접종을 권합니다. 물론 백혈병, 림프종과 같은 혈액질환, 종양질환, 장기이식을 받은 경우, 오랜 기간 스테로이드나 면역억제제를 투여하거나 방사선 치료를 받는 경우, 선천성 또는 후천성면역결핍증도 해당됩니다.

그런데 흔히 사용하는 백신이 두 종류여서 고민이 됩니다. 13가 단백결합 백신과 23가 다당류 백신인데요. 순차적으로 한 종류씩 맞아 결국 두 가지 모두를 맞을 것을 권합니다. 65세 이상이면 보건소에서 무료로 접종해주는 23가 다당류 백신도 이름은 폐렴구균 백신이지만 사실 폐렴에 대한 예방 효과는 크지 않고 이 세균이 혈액에 떠돌아다니며 장기를 망가뜨리는 패혈증과 뇌수막염을 예방하는 데 더 효과적입니다. 따라서 폐에 생기는 폐렴을 제대로 예방하려면 13가 단백결합 백신도 맞아야 합니다. 두 백신을 1년 이상 간격을 두고 한 번씩은 맞아야 된다고 기억하면 쉽습니다. 무엇을 먼저 맞을지, 최소한 얼마 간격을 두고 맞을지 등은 조금 어려우니 의사와 상의하기 바랍니다.

이 백신을 한 번도 맞은 적이 없다면 먼저 13가 백신을 맞은 후 최소한 8주 이상, 보통은 6개월~1년 정도 간격을 두고 추가로 23가 백신을 맞는 것이 더 좋습니다. 이미 23가 백신을 맞았다면 1년 이상 지난 다음 추가로 13가 백신을 맞으면 됩니다.

인플루엔자(독감) 백신

날씨가 쌀쌀해지면 매년 독감 예방접종 시즌이 찾아오죠. '독감'이라는 글자 때문에 독한 감기 정도로 오해하는 경우가 많은데 독감은 감기와는 원인 바이러스도 다르고 증상도 훨씬 심하므로 가볍게 여기면 곤란합니다. 독감은 인플루엔자 바이러스가 일으키고 열이 많이 나며 근육통과 몸살이 심해 학교나 직장을 빠지기 십상입니다. 특히 아이나 노인 그리고 평소 심장, 폐, 콩팥질환을 오래 앓고 있는 사람이 독감에 걸리면 폐렴이 합병될 수 있어 매우 위험합니다. 따라서 이런 사람들은 매년 인플루엔자 예방백신을 맞아야 합니다. 당뇨병 환자도 예외가 아닙니다. 예방접종을 하면 70% 가량 예방이 가능하고 설령 독감에 걸려도

가볍게 앓고 지나갈 수 있습니다

대상포진 백신

어렸을 때 우리 몸에 들어온 수두바이러스가 신경절이라는 곳에 숨어 있다가 면역력이 떨어졌을 때 피부 쪽으로 나와 심한 통증을 일으키고 물집이 생기는 병이 대상포진입니다. 보통 통증이 먼저 생기고 며칠 지나 통증이 있던 부위에 물집이 나오기 때문에 통증의 위치에 따라 심근경색증이나 요로결석으로 오인하기도 합니다. 대상포진이 한 번 앓고 지나가도 포진 후 신경통이라는 후유증이 남아 계속 통증으로 성가실 때도 있습니다.

60세 이상이면 대상포진 백신을 맞는 것이 좋고 50세 이상에서도 면역력이 떨어질 우려가 있고 대상포진이 걱정이 되면 접종이 도움이 됩니다. 대상포진 백신을 접종한다고 해서 100% 예방이 되는 것은 아니지만 혹여 대상포진이 생기더라도 통증이 덜 합니다. 전에 대상포진을 앓은 사람도 대상포진에 걸린 뒤 1년 이상 지난 다음 백신을 접종할 수 있습니다.

인유두종바이러스(자궁경부암) 백신

자궁경부암은 우리나라 여성의 암 발생 가운데 7위를 차지합니다. 자궁경부암으로 한 해 평균 우리나라 여성 1천 명 가량이 세상을 떠납니다. 매일 2~3명이 안타깝게도 자궁경부암으로 목숨을 잃는 셈인데요. 자궁경부암의 대표적인 원인은 인유두종바이러스(human papillomavirus,

HPV)입니다. 이 바이러스는 주로 여성과 남성의 항문이나 생식기 주변 피부에서 활동합니다. 인유두종바이러스는 성적 접촉을 통해 감염되는데 우리나라 여성 3명 중 1명, 18~29세 여성의 2명 중 1명이 바이러스에 감염된 것으로 알려져 있습니다.

다행히도 자궁경부암을 예방할 수 있는 인유두종바이러스 백신이 있습니다. 성인 여성에서는 총 3회 접종하는데 자궁경부암, 외음부암, 질암을 예방하는 데 효과적입니다. 또한 젊은 남성도 백신을 접종하면 항문암과 생식기사마귀를 예방하는 데 도움이 됩니다. 2016년부터 우리나라 만 12세 이하 어린이 국가예방접종 지원 항목에 이 백신이 추가되었습니다.

B형 간염 백신

B형 간염 바이러스는 만성 간염, 간경화, 간암을 일으키는 중요한 원인 중 하나입니다. B형 간염은 바이러스에 오염된 혈액이나 체액 등을 통해 전파되는데, B형 간염 바이러스 보유자가 아니면서 B형 간염에 대한 항체가 없다면 총 3회 예방백신 접종을 권합니다. 특히 가족 중 B형 간염 환자가 있다면 예방접종을 권합니다.

A형 간염 백신

A형 간염은 오염된 물이나 음식을 통해 감염됩니다. 우리나라 40대 이상 성인은 지금보다 다소 열악한 위생 환경에서 자라면서 모르는 사이 A형 간염에 대한 항체가 생겨 면역력을 획득한 경우가 많습니다. 하

지만 20~30대의 젊은 사람들은 항체를 획득한 비율이 낮습니다. A형 간염은 B형이나 C형 간염처럼 만성화되어 간경화나 간암을 일으키지는 않지만 드물게 심한 황달과 함께 간기능 수치가 급격히 오르는 등 종종 위독할 수도 있습니다. 특히 동남아시아 등을 방문할 계획이라면 A형 간염에 대한 항체가 있는지 검사해서 없으면 백신을 접종하는 것이 안전합니다. 총 2회 접종하고 처음 접종 후 6개월 지나 한 번 더 맞습니다.

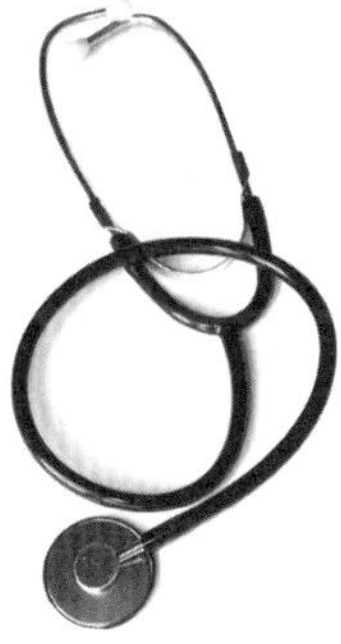

건강검진 사용설명서

초판 1쇄 발행 2016년 5월 10일
초판 3쇄 발행 2023년 4월 1일

지은이 (재)KMI한국의학연구소, 안지현
펴낸이 김영조
콘텐츠기획팀 김희현
디자인팀 정지연, 이병옥
마케팅팀 김민수, 구예원
경영지원팀 정은진
제작팀 김경묵
외부스태프 디자인 ALL design group
일러스트 문수민
펴낸곳 싸이프레스
주소 서울시 마포구 양화로7길 44, 3층
전화 02-335-0385/0399
팩스 02-335-0397
이메일 cypressbook@naver.com
홈페이지 www.cypressbook.co.kr
블로그 blog.naver.com/cypressbook1
포스트 blog.naver.com/cypressbook1
인스타그램 싸이프레스 @cypress_book
싸이클 @cycle_book
출판등록 2009년 11월 3일 제2010-000105호

ISBN 978-89-97125-95-1 13510

이 도서의 국립중앙도서관 출판시도서목록(CIP)은 e-CIP홈페이지(http://www.nl.go.kr/cip.php)와 국가자료공동목록시스템(http://www.nl.go.kr/kolisnet)에서 이용하실 수 있습니다.(CIP 제어번호:2016010368)